JN321298

輸液への「はじめの一歩」

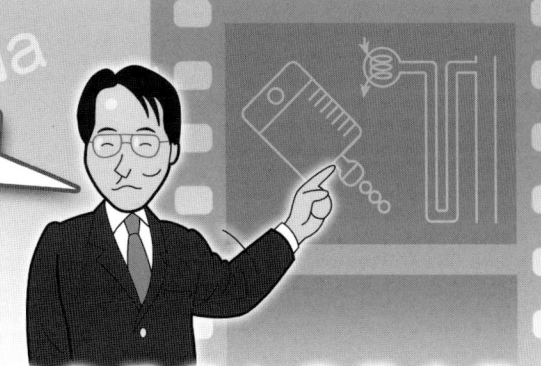

Dr.東田の「名物講義」実況中継

新・わかる!!

水・電解質
臨床の現場で活きる基礎知識

講師：東田俊彦（MAC）

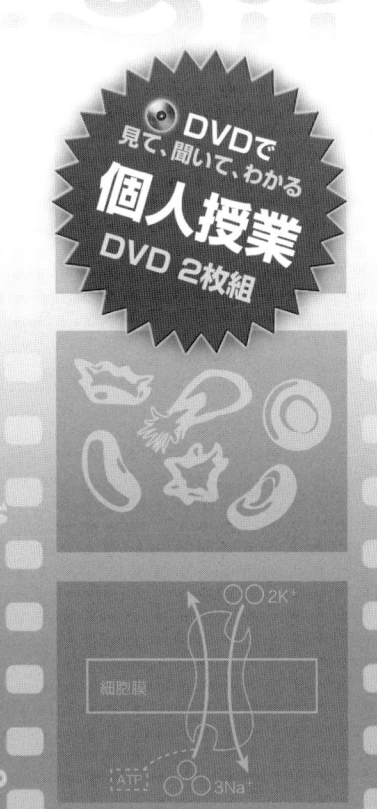

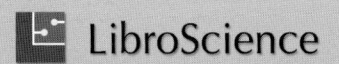

DVDで見て、聞いて、わかる
個人授業
DVD 2枚組

LibroScience

序　文

　医学では人間の構造と機能の正常を学んでから異常、すなわち病的状態を学ぶ。しかし、現実の医療の世界に入ると、同じ疾患であっても患者それぞれが進行度合いや重症度が異なり、合併症もさまざまで、教科書的な知識はほとんど役に立たないことに気づく。臨床の場で必要になるのは、人間性に加え、理論的に考え、行動する力である。

　一般に医学も含めて、学習する場合には、まず、基本的知識を得る。それをもとにして各論的内容を理解し、そして自ら考えて個別案件をmanagementする能力を身につける。すなわち、知識→理解→思考力の構図である。しかし、残念なことに、知識をたくさん暗記することに価値がある、と誤って思い込んでいる人たちが特に医学や医療の分野では多い傾向がある。理解する範囲でさえ、「理解を暗記」しようとする傾向がある。本当は、いくら知識・理解があっても、それを自由に使いこなせる能力がないと意味を成さないのである。

　血液ガス分析や水・電解質、心電図の分野は、臨床上非常に重要であり、数多の関連書籍があるにもかかわらず、「理解しにくい」という方が多い。それは、これらの項目は目に見えるものではなく、非常に抽象的であるので、これを書物として理解するのは、物理的に無理があるからであろう。そこで、今回はポイントとなる基本的知識は少なくして、自ら考える思考力を効率よく獲得するために、DVD書籍という形をとった。1コマの講義内容の情報量は、厚い書籍一冊に相当するという試算もある。是非このDVD書籍を利用して臨床の場で使える能力を身に付けていただきたい。

2008年3月吉日

東田　俊彦

Contents

- I 水・電解質の基礎 …………………………………………… 1
  - 1. 濃度について ……………………………………………… 1
  - 2. 浸透圧 (osmolarity) ……………………………………… 4
  - 3. 水・電解質からみた体液区分 …………………………… 7
  - 4. 「等張性」であることとは？ ……………………………… 17
  - 5. 動的観点 (balance) ……………………………………… 18

- II 病　態 ……………………………………………………… 27
  - 1. 水 ………………………………………………………… 27
  - 2. 電解質 …………………………………………………… 33

- III 輸　液 ……………………………………………………… 51
  - 1. 輸液の考え方 …………………………………………… 51
  - 2. 輸液製剤 ………………………………………………… 53
  - 3. 輸液量・輸液速度 ……………………………………… 56
  - 4. 輸液療法の実際 ………………………………………… 57

- IV 基礎演習 …………………………………………………… 61

付録DVDビデオの使い方

DVDビデオ対応のDVDプレーヤーやパソコンなどで再生して下さい。
メニュー画面を呼び出し各チャプターを選択することができます。

■ メニュー画面

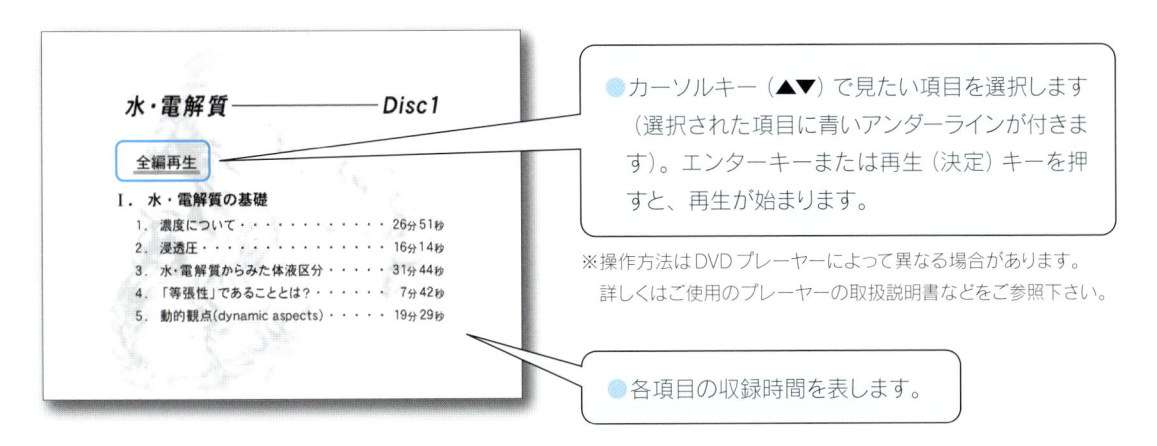

● カーソルキー（▲▼）で見たい項目を選択します（選択された項目に青いアンダーラインが付きます）。エンターキーまたは再生（決定）キーを押すと、再生が始まります。

※操作方法はDVDプレーヤーによって異なる場合があります。詳しくはご使用のプレーヤーの取扱説明書などをご参照下さい。

● 各項目の収録時間を表します。

■ 本書の構成

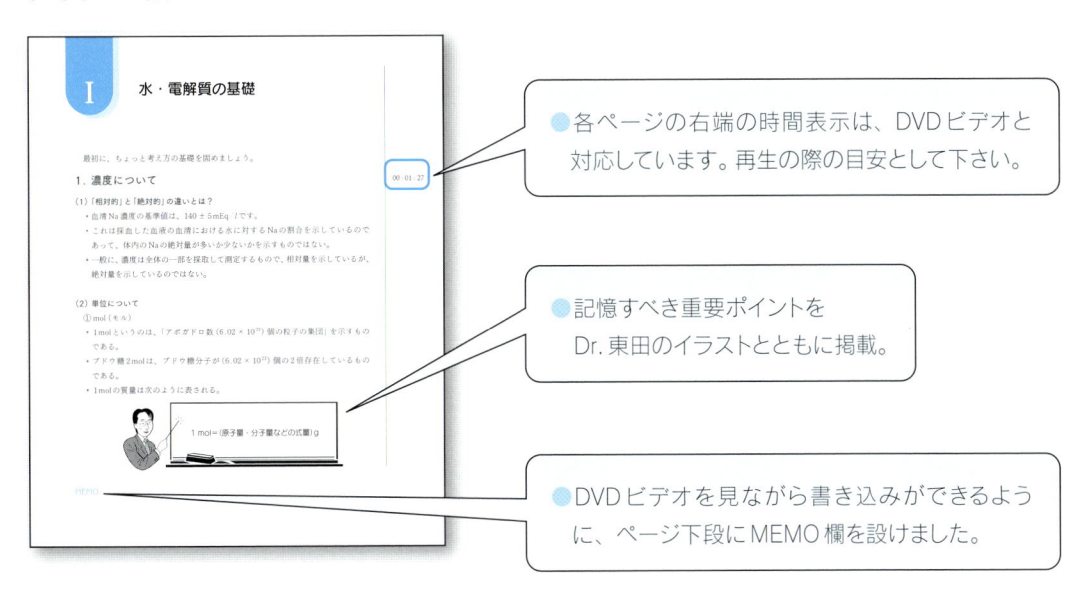

● 各ページの右端の時間表示は、DVDビデオと対応しています。再生の際の目安として下さい。

● 記憶すべき重要ポイントをDr.東田のイラストとともに掲載。

● DVDビデオを見ながら書き込みができるように、ページ下段にMEMO欄を設けました。

✖ 注意

- このディスクおよび付属品の著作物に関する権利はすべて著作権者が有しており、日本国内の一般家庭内での私的視聴に用途を限って販売しています。したがって、無断で複製、公衆送信、上映、改変などをすること、および第三者への頒布（中古販売、貸与などを含む）は法律で禁止されています。
- お客様の保管・取り扱いの不備によるディスクやプレーヤーの故障などに関して、弊社は一切の責任を負いかねます。

I 水・電解質の基礎

最初に、ちょっと考え方の基礎を固めましょう。

disc 1
00:01:27

1．濃度について

(1)「相対的」と「絶対的」の違いとは？
- 血清 Na 濃度の基準値は、140 ± 5 mEq/l です。
- これは採血した血液の血清における水に対する Na の割合を示しているのであって、体内の Na の絶対量が多いか少ないかを示すものではない。
- 一般に、濃度は全体の一部を採取して測定するもので、相対量を示しているが、絶対量を示しているのではない。

☞「血清 Na 濃度 130 mEq/L」は Na 欠乏を示しているのであろうか？
- 血清 Na 濃度が 130 mEq/l というのは、採血した血液の血清成分の Na 濃度が基準値より低いことを示しているにすぎない。
- 血清（血液）の絶対量が多い場合には、体内の合計の Na 絶対量が増加している可能性もある。
- それゆえに、体内（細胞外液）の Na 絶対量の総計が減少しているかどうかは分からない。

> 水・電解質が苦手な人が引っかかるところは大体決まっていて、2、3か所あるんですね。それをこれから説明していきます。

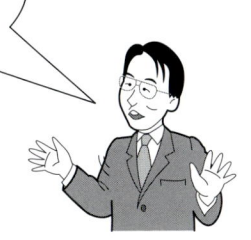

（2）単位について

① mol（モル）
- 1molというのは、「アボガドロ数（6.02×10^{23}）個の粒子の集団」を示すものである。
- ブドウ糖2molは、ブドウ糖分子が（6.02×10^{23}）個の2倍存在しているものである。
- 1molの質量は次のように表される。

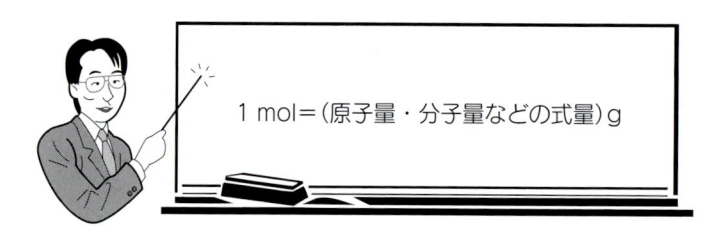

$$1\,\text{mol} = (原子量・分子量などの式量)\,\text{g}$$

- 原子量は、
  H＝1、C＝12、O＝16、N＝14、Na＝23、Cl＝35.5、K＝39、Ca＝40であり、
  ブドウ糖は$C_6H_{12}O_6$であるので、
  ブドウ糖1molは、$C_6H_{12}O_6 = 12 \times 6 + 1 \times 12 + 16 \times 6 = 180$（g）
- 食塩はNaClであるので、
  食塩1molは、NaCl ＝ 23 ＋ 35.5 ＝ 58.5（g）

② Eq（equivalent、等量）：電荷数
- 電子（e^-）1molの電荷（絶対値）と等しい電荷をもつイオンの量を1Eqという。
- 1価のイオンでは、そのEqはモル数と等しく、2価のイオンでは、そのEqはモル数の2倍になる。
  Na^+ 1mol ＝ 1Eq、Ca^{2+} 1mol ＝ 2Eq、Cl^- 1mol ＝ 1Eq
- それゆえ、
  NaCl 1g ＝ 1/58.5 ＝ 17×10^{-3} mol ＝ 17mmol（ミリモル）
  なのでNaCl 1gからは17mEq（メック）のNa^+とCl^-がおのおの出現する。

MEMO

☞ NaCl 1gは何 mEq であろうか？

- Na と Cl の原子量が、それぞれ 23 と 35.5 なので、NaCl の式量は 58.5 となる。そのため、NaCl 1g のモル数は、$1/58.5 = 0.017\,\mathrm{mol} = 17\,\mathrm{mmol}$ となり、NaCl 1g には 17 mmol の Na^+ と Cl^- が含まれることになる。1価のイオンは 1 mmol = 1 mEq であるので、NaCl 1g は Na^+ と Cl^- それぞれが 17 mEq となる。
- その他、KCl 1g = 13 mEq、$NaHCO_3$ 1g = 12 mEq となる。

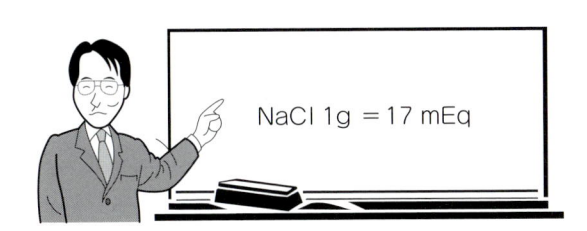

NaCl 1g = 17 mEq

③ 濃　度

- 濃度は、一般には、溶媒である水に対する溶質の割合で表すが、「血清中」、「血漿中」、「血中」で異なる場合もある。

  血清 Na 濃度：140 ± 5 mEq/l
  　　　　　　　　　　Na　水

- 溶質の単位は、NaCl のように電離度が1に近い強電解質では「mEq（メック）」の単位を用いることがあるが、リン酸などの電離度の小さい弱電解質では、電離しているものも電離していないものも含めて「mg/dl」などの単位を用いることも多い。
- Ca はもともとは2価の陽イオンであるが、血清中では陰イオンであるアルブミンと結合しているものが約半分を占めるので、イオン化 Ca とイオン化していないアルブミン結合 Ca の総量を、血清 Ca 濃度として測定することが多い。この場合には、「mg/dl」の単位で表すことが多いが、「mEq/l」の単位で表されることもある。

  血清 Ca 濃度：8.5〜10.5 mg/dl（≒ 5 mEq/l）

MEMO

2．浸透圧（osmolarity）

（1）概　念
①浸透圧とは？（図1）
- 一般的な定義では、「濃度の異なった2種類の液体を、半透膜を介して隣り合わせに置いた場合の、お互いに同じ濃度になろうとする力」となる。
- 医学では、浸透圧を「水溶液中で溶質粒子が水和水として水を引きつける力」と考えると分かりやすい。

②考え方（図2）
- 粒子が水に溶ける場合は、水和水が粒子の周りに存在し、粒子と共に動く。
- これにより乱雑性が増大して、溶質粒子同士が互いに引き合って再結晶化するのが防がれる。
- 溶質粒子と共に動く水和水以外の水分子は、自由水と考えられる。
- この水を引きつける力を浸透圧といい、これは粒子の数によって決定され、その粒子の種類には関係しない。
- 溶質粒子が水和水と一緒に移動する場合には、溶質が移動しても水分子との比率には変化がないので、濃度には変化を生じない。

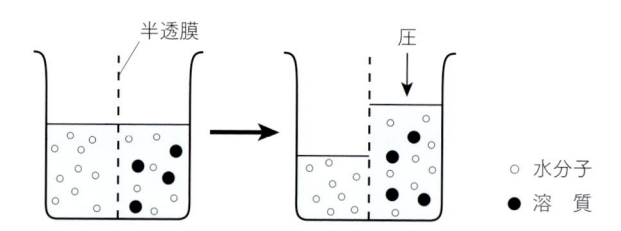

図1　浸透の模式図
半透膜（水は透過するが溶質は不透過）の片方に純水を入れ、対側に溶液を入れると、水分子は水自身の濃度勾配によって溶液側に動き、体積が増加する。この水分子の移動を阻止するために加える圧が浸透圧である。

MEMO

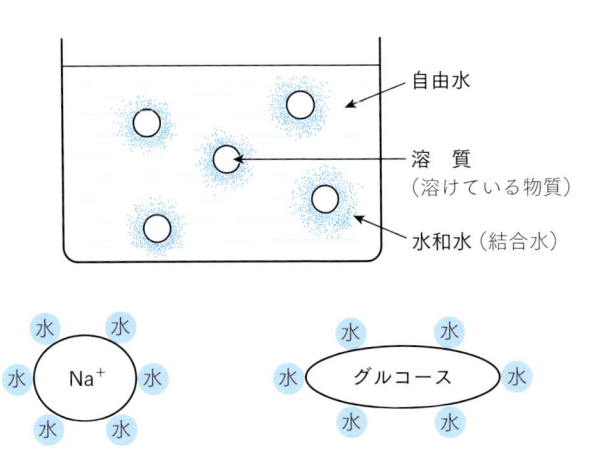

図2 溶質と水和水

（2）浸透圧の単位

①考え方
- 溶液の浸透圧そのものは、単位体積に存在する浸透圧原性粒子の数に依存する。
- 体液浸透圧を表す単位は、浸透圧原性粒子である、荷電粒子（電解質）と非荷電粒子（非電解質）の合計のモル数を、単位体積当たりの溶液に対する割合で示す必要がある。

② mOsm/l
- 浸透圧の単位は Osm/l で表される。
- 非電解質では粒子が分離しないので、1 mol/l = 1 Osm/l である。
  例えば、ブドウ糖 1 mol/l の溶液の浸透圧は、1 Osm/l である。
- 電解質では、電離をすることで陽イオンと陰イオンのイオン粒子となり、それぞれが浸透圧を形成する。
  例えば、Na$^+$ は、1 mEq/l = 1 mOsm/l、Cl$^-$ 1 mEq/l = 1 mOsm/l であるので、NaCl は、陽イオンと陰イオンの合計の浸透圧があるので、1 mmol/l =

MEMO

2mOsm/l となる。

（3）血漿浸透圧（plasma osmolarity；Posm）

- 血漿中の浸透圧原性物質としては、イオン、ブドウ糖、尿素などの溶質がある。
- 血漿中のイオンには陽イオンと陰イオンがあるが、それらの電荷の合計は等しいはずであるので（各粒子の電荷の違いはあるがともに1価のイオンが多いので）、陽イオンと陰イオンの数はほぼ等しい。
- すなわち、イオンについては陰イオンの代わりに、陽イオン分を加えることで代用できる。
  そのため、ブドウ糖などの非電解質の濃度はそのまま、イオンについては陽イオンの2倍として陰イオン分を代用して、血漿浸透圧を表すことができる。
- Posm は次の式で表され、大体 280〜300mOsm/l である。

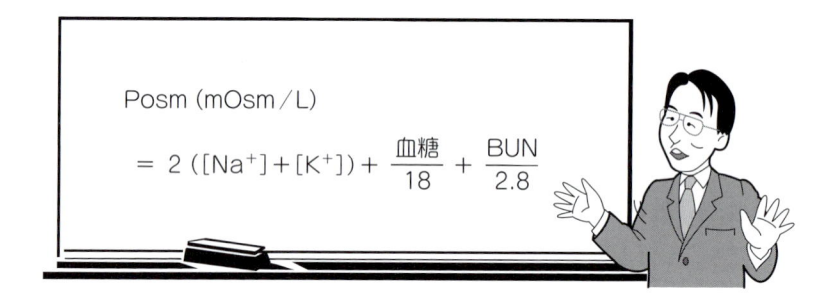

$$\text{Posm (mOsm/L)} = 2([Na^+]+[K^+]) + \frac{血糖}{18} + \frac{BUN}{2.8}$$

- Na^+ と K^+ を2倍するのは、対応する陰イオン（Cl^- や重炭酸イオン、リン酸イオンなど）を反映させるためである。

cf. アルブミンなどによる膠質浸透圧は、Na と水は等張性に動くので、Posm には含まない。

MEMO

3．水・電解質からみた体液区分

(1) 体液区分

- 体液の大部分は水で、成人では体重（body weight；BW）の60％（乳児では80％）が水でできている。体液は細胞内液（intracellular fluid；ICF）と細胞外液（extracellular fluid；ECF）に分けられる。
- 細胞内液と細胞外液の間には、Na^+-K^+ポンプや各種のチャンネルなどがあり、電解質の移動が制限された半透膜である細胞膜で境されているため、その組成は大きく異なる（図3）。
- 細胞内液は体重の40％を占め、細胞外液は体重の20％（乳児では40％）を占める。
- また、細胞外液は血管内に分布する血漿と、細胞外かつ血管外に分布する組織間液（間質液）に分けられる（図4）。

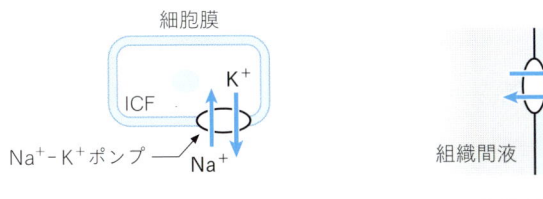

図3　イオンチャンネル

図4　細胞外液の区分

- 血漿は体重の5％、間質液は体重の15％を占めるが、これらの電解質組成はほぼ同じで、血漿蛋白のアルブミンの膠質浸透圧や毛細血管の静水圧などで移動する（図5）。

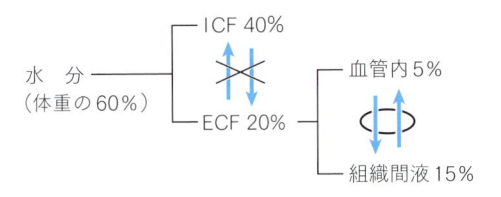

図5　体液区分（成人の場合）

MEMO

（2）加齢による変化（図6）

- 新生児では細胞外液が体重の40％と多く、水分の合計は80％となる。
- 高齢者では水分は相対的にも少なくなるが、細胞外液よりもむしろ細胞内液が減少する。

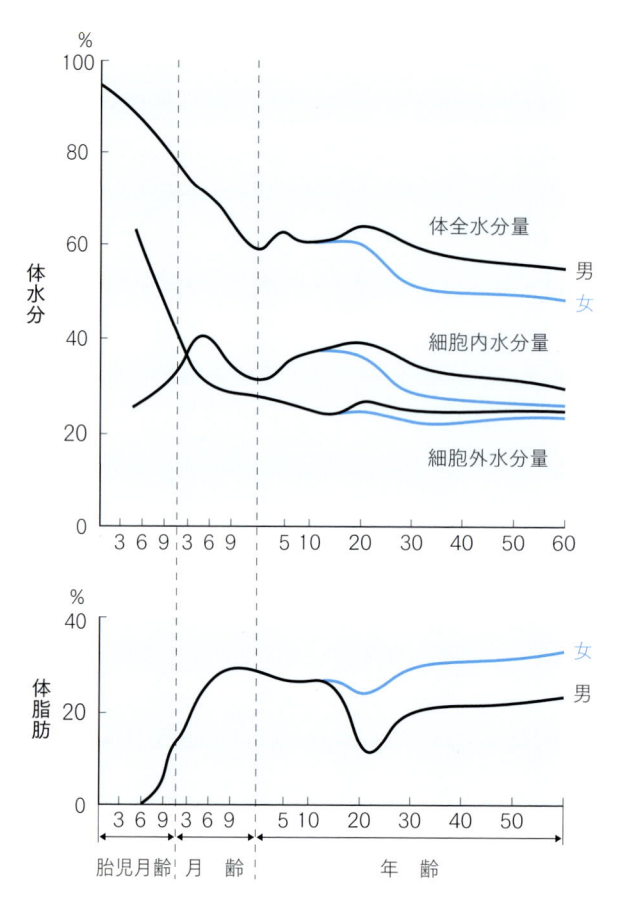

図6　体水分量と体脂肪量の加齢における変化

MEMO

(3) イオン組成

- 細胞内液と細胞外液の間には、半透性であり、かつチャンネルやポンプを有する細胞膜があり、溶質は自由に透過できない。そのため、細胞内外の電解質組成は異なっている。

① 細胞内液と細胞外液のイオン組成（表1、図7）

表1　体液の組成（mEq/L）

	Na^+	K^+	Ca^{2+}	Mg^{2+}	Cl^-	HCO_3^-	蛋白質
細胞内液	10	159	1	40	3	7	(40～75)
細胞外液	142	4	5	2	103	28	(2～20)

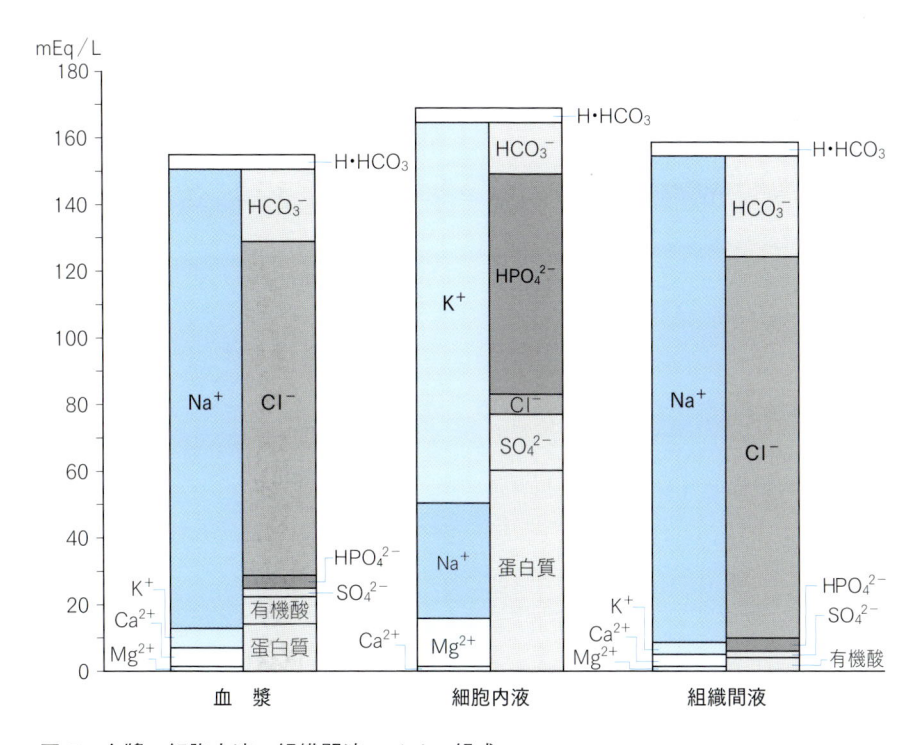

図7　血漿、細胞内液、組織間液のイオン組成

- 細胞内液
  陽イオン：$K^+ > Na^+ > Mg^{2+}$ など
  陰イオン：リン酸イオン＞蛋白⁻、重炭酸イオン（HCO_3^-）など

- 細胞外液
  陽イオン：$Na^+ \gg K^+$、Ca^{2+} など
  陰イオン：$Cl^- > HCO_3^-$、蛋白⁻ など

- その他のポイントは、
  血漿は間質液よりも蛋白濃度が高い→その他のイオン組成はほぼ等しい
  Ca^{2+} は細胞外液に多く、細胞内液には少ない→Caチャンネル

☞ 細胞外液（ECF）のイオン組成
- ECFの陽イオン：Na 140 mEq/l、K 4 mEq/l、Ca 5 mEq/l、Mg 2 mEq/l
- ECFの陰イオン：Cl 100 mEq/l、HCO_3^- 27 mEq/l、蛋白質、リン酸

②イオン組成の機序
- 主な陽イオンは、ECFでは Na^+、ICFでは K^+ であり、これは、細胞膜のATP依存性 Na^+-K^+ ポンプにより形成されている（図8）。
- また、細胞内外では、ECF 10^{-3} mol/l、ICF 10^{-7} mol/l と、10^4 倍の Ca^{2+} の濃度勾配があり、これが情報伝達に重要な役割を果たしている（Ca^{2+} チャンネル→細胞内ではミトコンドリアや小胞体に Ca^{2+} が取り込まれているので、細胞内のCa濃度は低い）。

disc 1
00：53：49

MEMO

図8 Na$^+$-K$^+$ポンプ

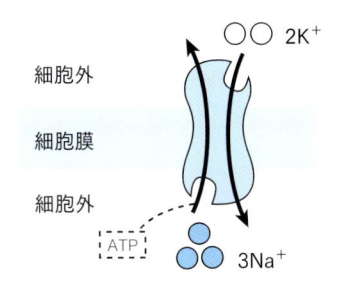

(4) 血漿と間質液

①静水圧

- 一定の体積のもとで液体自体のもつ圧力は、その溶液を外へ押し出そうとする力として作用する。
- 毛細血管の静水圧が高いと、血管内から血管外に水・Naが押し出される。
- 無尿になると循環血液量が増加して、毛細血管の静水圧が上昇するので、間質に過剰に液体が貯留して浮腫を生じる。
- 左心不全では左室のポンプ機能の低下で、肺毛細血管圧が上昇し、肺水腫を生じ、右心不全では右室のポンプ機能の低下で静脈系の圧力が上昇し、頸静脈怒張、肝うっ血や浮腫を生じる。

②膠質浸透圧

- 水・電解質は血管壁を通るので濃度差はない（等張性に分布している）が、血漿成分には陰イオンとして蛋白（多くはアルブミン）が含まれていることが、体液分布を維持するのに重要である。
- アルブミンなどの血漿蛋白は血管壁を通過しにくいので、血漿濃度は間質液濃度よりも高い。
- 血漿蛋白は膠質浸透圧があり、水を引きつける作用がある。血漿蛋白の間質液における濃度は血漿中の濃度よりも低いので、間質から血管内に水を引きつける力として働く。

MEMO

- 火傷やSIRS（全身性炎症反応症候群）などで血管壁の（アルブミンなどの血漿蛋白）透過性が亢進すると、血漿蛋白が間質に出るために、それと共に水・Naが引かれて間質に移動する。これによって、血管内の液体量、すなわち循環血漿量が低下して循環血液量減少性ショックとなり、間質には過剰の体液が貯留して浮腫や肺水腫となる。

膠質浸透圧
- アルブミンを代表とする血漿蛋白は、膠質浸透圧を有している。
- アルブミンは負の電荷を帯びているので、Na^+などの陽イオンを周囲に引きつけており、そのNa^+そのものも、水和水として水分子を引きつけている。
- このNa^+が移動するとき、水分子も一緒に移動するので、等張性に変化するが、これが膠質浸透圧である。
- 膠質浸透圧は等張性に動くので、血漿浸透圧の計算式には含まれないが、体液分布、特に血漿と間質液の間の体液分布には重要である。

アルブミンの分布
- アルブミンの40％は血管内に、60％は間質などに存在しているが、血漿成分が体重の5％、間質液が体重の15％で、間質が血漿の3倍のvolumeであることを考慮すると、血漿のアルブミン濃度は間質よりもはるかに大きく、膠質浸透圧は血漿が大きいといえる。
- アルブミンは肝臓で産生されて、血管透過性によりその分布が調整されている。

MEMO

③ Starlingの法則（図9a、9b）

- 動脈に近い側の毛細血管では、比較的静水圧が高いので血管内から血管外へと血漿成分が移動する傾向が強い。
- 静脈に近い側の毛細血管では、比較的静水圧が低いので、相対的に膠質浸透圧の影響が大きくなり、水・Naを血管内に引き入れるように作用するので、血管外から血管内へと血漿成分が移動する。

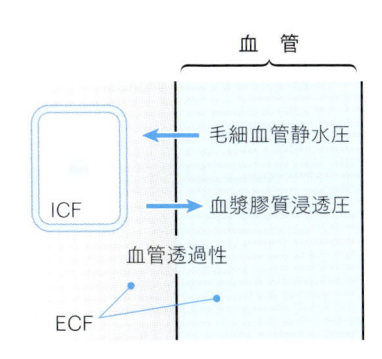

図9a　Starlingの法則

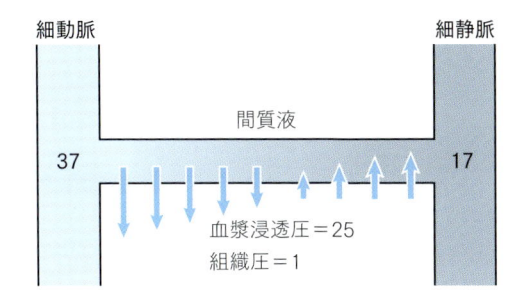

図9b　筋肉の毛細血管内外の圧勾配模式図

毛細血管の動脈および静脈端の数字はそれぞれの液体静力学的圧（mmHg）を、矢印は液体移動の方向と相対的な強さを示す。この例についていえば動脈端では(37−1)−25＝11mmHgの実効濾過圧で血管外に向かい、静脈端では25−(17−1)＝9mmHgで血管内に向かう。

(William F. Ganong：ギャノング生理学．岡田泰伸他訳，原書22版，丸善，東京，p611，2006)

MEMO

- つまり、(動脈側の)静水圧で血管から間質に出た水・Naを、(静脈側の)膠質浸透圧で血管内に戻すことにより、体液区分を維持しているのである。
- この微小循環で間質に漏れ出た余分な体液は、リンパ系を介して静脈系に入り循環系に戻る。そのためにリンパ系の閉塞などによるリンパ循環障害では、リンパ浮腫を生じる。

(5) 溶質による水の移動

①浸透圧
- 一般に半透膜(一部の小さな溶質は通過できるが、溶媒や大きな溶質は通過できないもの)を介して、浸透圧の低いほうから高いほうへ水が移動する(図10)。
- 細胞外液と細胞内液ではこの機序が作用して体液分布が一定になるように調節されている。

cf. 粒子のエントロピーの立場から、半透膜の性質を考えてみよう。
- 一般に、系は乱雑さが増大する方向に移動する傾向が強い。
- エントロピーが大きくなるというのは乱雑さが増大することである。
- 乱雑さが増大すると均一になるが、まさに半透膜を介する水の移動は、均一になろうとする傾向のことで、エントロピーが大きくなって系が安定化する方向に向かおうとすることである。

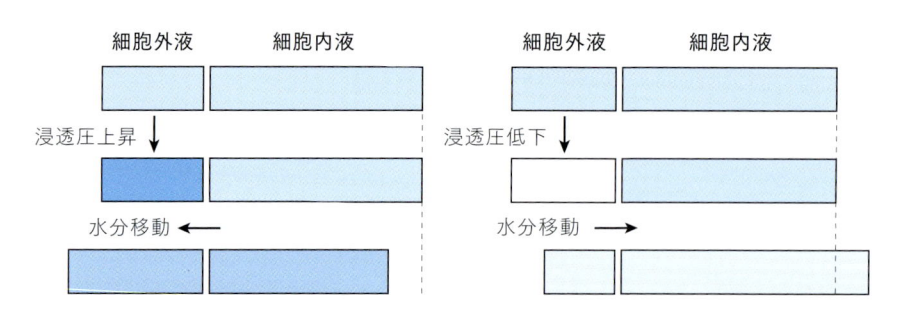

図10 浸透圧による体液の移動

MEMO

cf. 浸透圧の変化と細胞（図11）
- 細胞外液が低張であれば、水は細胞外から細胞内へ移動し、細胞容積は大きくなるが、逆に細胞外液が高張であれば、水は細胞内から細胞外へ移動し、細胞容積は小さくなる。
- それゆえに、蒸留水の中に赤血球を入れると溶血する。

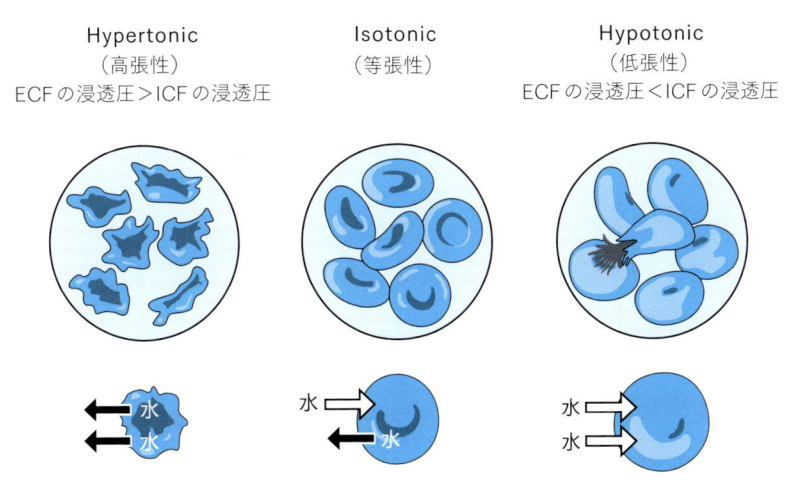

Hypertonic　　　　Isotonic　　　　Hypotonic
（高張性）　　　　（等張性）　　　　（低張性）
ECFの浸透圧＞ICFの浸透圧　　　　　　　ECFの浸透圧＜ICFの浸透圧

図11　浸透圧の変化と細胞

内部環境の維持
- 生命は、生存のために、内部環境を一定に維持する必要があるが、脊椎動物では腎によりそれを行っている。そのため、（海生）無脊椎動物では体液の浸透圧調節機序はないが、脊椎動物、特に爬虫類以上では、ほぼ一定に保たれている。
- 海水魚では、海水を飲み、淡水魚では水を飲まず、エラと腎臓で体液浸透圧を維持している。
- また、哺乳類では海水摂取では浸透圧が維持できないため、漂流したヒトは海水を飲んではいけないし、陸から海に戻った哺乳類であるクジラは、海水を飲まず、水は（厚い皮下脂肪からの）代謝水として得ている（→ラクダも同じ）。

MEMO

cf. 進　化
- 脊椎動物は、海の中にいた魚類が次第に水陸両用の両生類、陸生生活をする爬虫類・哺乳類へと、海中から陸上へと進化した。

②ナトリウム vs 尿素
- NaはNa^+-K^+ポンプがあるので、細胞外液と細胞内液を自由に移動できないが、尿素は、それ自体が細胞膜を介して細胞の内外を自由に動きうる(図12)。

cf. 尿素クリーム
- 冬に、肘や膝の皮膚の乾燥に尿素を含んだクリームを用いることがある。これは尿素が皮膚に塗布されると細胞内に移動し、細胞内の浸透圧を上昇することで、乾燥した皮膚を潤いのある皮膚にすることができるからである。

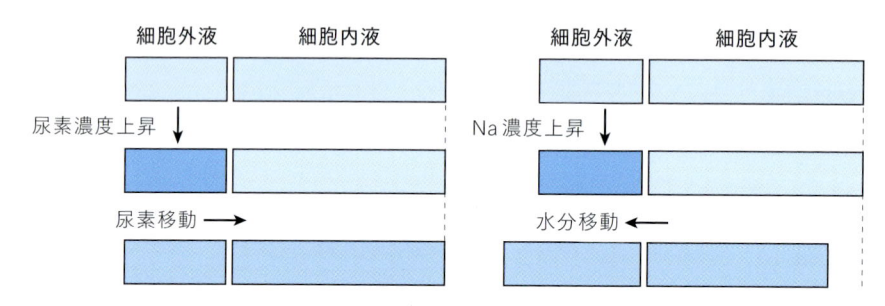

図12　水分移動に及ぼす効果の差異(Naと尿素)

MEMO

4.「等張性」であることとは？

(1) 何が何と等張性なのか？
- 一般に細胞を一定の状態（恒常性）に保つために細胞外液が存在しており、外界の変化に応じて細胞外液が調節されている。そのため、細胞内液はほとんど変化しない。
- 等張性とか高張性、低張性というのは、細胞外液が本来の浸透圧（Posmで290mOsm/l）と比べて、その濃度が高いのか、低いのかを判断するものである。
- 等張性かどうかの判断は、血漿浸透圧の大部分を占めるNa濃度がその指標となる。

(2) 等張性とは？
- Posmと同じ濃度であることで、水分子と溶質（血漿の場合はNaやClなどの浸透圧の元になる物質）の存在比率が、血漿と同じであるという性質。
- 生理食塩水は、血漿と等張性である。
- ブドウ糖水溶液では、5％が血漿と等張性である。20％以上のブドウ糖水溶液を末梢血管から持続的に投与すると、静脈炎を生じ、間質に漏れると壊死を起こすこともある。

☞ アイソトニック（isotonic）飲料
- ポカリスエットやアクエリアスなどの「アイソトニック飲料」は、合計の浸透圧が、血漿とほぼ等しくなっている。
    陽イオン（mEq/l）：Na 21、K 5、Ca 1、Mg 0.5
    陰イオン（mEq/l）：Cl 16.5、クエン酸 10、乳酸 1

(3) 等張性でなければ問題なのか？
- 腎臓機能が正常であれば、経口摂取するものや輸液成分が等張性でなくても、ほとんど問題にはならない。

MEMO

- 等張性で問題になるのは、腎機能障害時や、脱水や水中毒の場合などの腎機能を超えて細胞外液が変化するときである。
- そのような場合に、細胞外液が低張性や高張性で問題になることは明らかだが、輸液内容が等張性でなくても、輸液では少量では希釈されるので、短期的には完全な等張性から少しずれていても問題になることは少ない。
- しかし、長期にわたれば、やはり問題になることも多い。

5．動的観点（balance）

- われわれは外界から食物や水分を摂取し、尿や不感蒸泄で外界へ水分を放出している。
- これらの外界とのやり取りを行っていても、細胞外液の量と濃度はほぼ一定に保たれている。その機序を確認することで、正常からずれた場合の状態（病的状態）を理解できる。

（1）水の出納（表2）

- 生体においては、水の出納はInとOutのバランスがとれている。
- 1日の水の出納は、大体、成人では2,500ml/日である。
- In（摂取）：水分として1,500ml、食物で800ml、代謝水で300mlである。
- Out（排泄）：尿として1,500ml、不感蒸泄（汗や呼気中水蒸気など）で800～1,000mlである。

表2　水の出納

In（摂取）		Out（排泄）	
飲　料	1,500	尿	1,500
食　品	800	不感蒸泄	1,000
代謝水	300	大　便	100
計	2,600	計	2,600

disc 1
01：22：45

外分泌との関係（表3）

- 消化液は1日に約10lも分泌されているが、その大部分は正常では消化管で吸収されるので、収支としては問題にされない。
- 経口的には1日に2l前後の水分が摂取され、さらに消化液として分泌される量は1日7～8lに達する。それらのうち98％までは吸収され、1日に約200mlだけが糞便と共に排出される。食道は吸収作用はなく、胃粘膜では水がわずかに通るが、小腸および大腸では内外いずれの向きに向かっても浸透圧勾配によって通過しうる。
- 空腸で約5.5l、回腸で2l、結腸で1.3lの水が吸収される。食物が胃の中に入ると、胃の内容が血漿と等張となるように粘膜を通って内側へ、あるいは外側へと水が移動する。十二指腸内容の浸透圧濃度は食物のいかんによって高張のことも低張のこともあるが、空腸に達するまでには腸内容はほぼ血漿と等張になり、その等張性は小腸全体にわたって維持されている。小腸では次第に消化

表3　消化管内腔における1日当たり正味の水の出入（mL）

摂取水量			2,000
内因性分泌量	唾液腺	1,500	7,000
	胃	2,500	
	胆汁	500	
	膵臓	1,500	
	腸	1,000	
全流入量			9,000
再吸収量	空腸	5,500	8,800
	回腸	2,000	
	結腸	1,300	
糞便における収支			200

（Moore EW：Physiology of intestinal water and electrolyte absorption. American Gastroenterological Society, 1976）

MEMO

の結果生じたブドウ糖やアミノ酸などの浸透圧活性物質が吸収されることによって、それと共に水が受動的に吸収される。
- 大腸では水はやはり受動的に吸収され、次第に腸の内容物が固形を呈するように糞便が形成される。
- しかし、下痢や嘔吐を生じたときには、消化液が大量に喪失され、代償しうる腎機能を超えた場合には、脱水と共に電解質異常を呈するようになる。

☞ 異常な水の出納
- In：輸液、輸血（等張性・カリウム多い）
- Out：下痢・嘔吐（消化液）、出血（等張性）

(2) 電解質の出納
- 当然、電解質の出納もInとOutのバランスがとれていなければならない。
- 電解質は栄養素と異なり、体内で代謝を受けない。

☞ 1日の塩分摂取量は？　また、尿中への排泄量は？
- 日本人の1日の塩分摂取量は10g強/日である。10g/日＝170mEq/日であり、1日に170mEqのNaを摂取していることになる。
- 摂取したNaは代謝を受けないで体外に排泄される必要がある。
- Naは尿や汗などに排泄されるが、大部分は尿中に排泄される。そのため、尿中への排泄は1日に170mEq弱ということになる。

disc 1
01：26：24

MEMO

表4　消化液の電解質組成

	水分量(mL／日)	pH	Na	K	Cl	HCO$_3^-$
唾　液	1,000〜1,500	7〜8	20〜80	10〜20	20〜40	20〜60
胃　液	1,000〜2,000	1〜4	20〜100	5〜10	120〜160	―
胆　汁	1,000	7〜8	150〜250	5〜10	40〜80	20〜40
膵　液	1,000〜2,000	7〜8	120	5〜10	10〜60	80〜120
総腸液	1,000〜2,000	7〜8	140	5	50	15

外分泌との関係（表4）

- 消化液の電解質は、それぞれで異なっている。
- 嘔吐時にも、幽門狭窄などで胃液のみ無胆汁性に吐出する場合には胃酸を喪失するので代謝性アルカローシスとなるが、アルカリ性の膵液などを含めた胆汁性嘔吐の場合には代謝性アルカローシスとは限らない。
- また、汗の成分は、NaCl 0.6％が中心で、わずかにK、Fe、尿素や乳酸が含まれる程度である。
- このように一般に、汗はNaにとって低張性であるので、発汗が多くなって水分を補給しないでいると高張性脱水となる。

(3) 水・電解質の調節

- 毎日、異なる食事をして、異なる量の水・電解質を摂取しても、生体内の水分量や電解質は一定に保たれる。
- これらの水・電解質の出納で、恒常性の維持に最も重要なのは腎における尿の形成である。

①腎における水・電解質の調節の基礎（図13）
- 腎臓ではその機能的構造単位であるネフロンが水・電解質調節の主体となっている。

MEMO

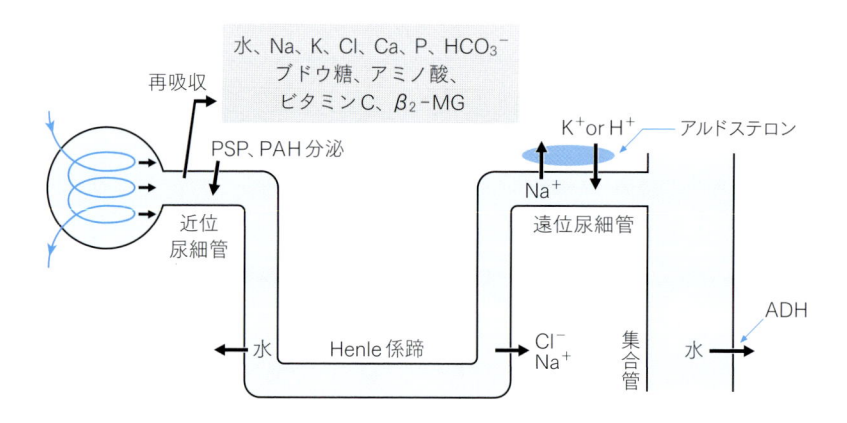

図13　ネフロンにおける尿の生成

- まず糸球体では、腎動脈の血液を濾過して血球や蛋白質などの高分子を含まない原尿を作る。
- 糸球体で濾過されてできた原尿が、尿細管を通過していく間に、必要なものの再吸収と、老廃物の排泄を行い、最終的な尿にする。
- 再吸収では、尿細管腔内から尿細管上皮細胞に取り込み、さらに基底膜を介して輸送して、間質から血管に送り、血流に乗せて循環系に入る。
- 排泄では逆に、血管から間質を経て、基底膜を介して尿細管上皮細胞に送り、尿細管上皮細胞から尿細管腔内に入る。

②水・ナトリウム
- 糸球体で濾過された水は、近位尿細管で65％、Henle係蹄で10％、遠位尿細管・皮質集合管で15％、髄質集合管で4％再吸収される。
- 近位尿細管や遠位尿細管・皮質集合管などでは、Naは水と共に等張性に再吸収されるので、再吸収量の変化は血清Na濃度、血漿浸透圧にはほとんど影響を与えない。
- すなわち、循環血液量、細胞外液の量を等張性に調節しているのである。

MEMO

- 髄質集合管においては、Na は再吸収せず、水のみを再吸収するので、浸透圧の調節を行うことになる。
- 近位尿細管やHenle係蹄における再吸収が大部分を占めるが、ホルモンによる調節は受けない。
- 遠位尿細管・皮質集合管ではアルドステロン依存性に水・Na の再吸収が調節されている。
- 髄質集合管では抗利尿ホルモン（antidiuretic hormone；ADH）依存性に、アクアポリンという水チャンネルの形成による水のみの再吸収が行われている。

👉 口渇感度と抗利尿ホルモン

- 抗利尿ホルモンは視床下部の視索上核で産生され、軸索輸送を介して下垂体後葉から分泌されるが、その分泌刺激は視床下部における血漿浸透圧（Posm）の上昇や循環血液量（volume）の減少・血圧低下などが関与している。
- 口渇も視床下部における血漿浸透圧の上昇により生じるが、その感覚閾値は抗利尿ホルモン分泌の閾値よりも高い。すなわち、口渇感を覚えるよりも先に無意識のうちに抗利尿ホルモンが分泌される。

👉 アルドステロン分泌の調節

- 出血や腎動脈の狭窄などで腎血流量が低下すると、レニン分泌が増加してアンジオテンシンを介して副腎皮質球状層からのアルドステロン分泌が亢進する。
- 逆にアルドステロンの作用がレニン分泌にnegative feedbackをかける。

    まとめ
    アルドステロン→水・Na の絶対量の調節
    抗利尿ホルモン→Na の濃度の調節

MEMO

👉 尿崩症と心因性多飲症

①尿崩症
- 尿崩症には抗利尿ホルモンの分泌が低下した中枢性尿崩症と、抗利尿ホルモンの腎集合管における作用が低下した腎性尿崩症がある。
- いずれも、腎の髄質集合管における水の再吸収障害を生じ、尿濃縮力低下、低張性多尿（水利尿）を生じ、そのために高張性脱水となって口渇を生じ、多飲傾向となる。

②心因性多飲症
- 強迫神経症などが基礎となり、多飲が起こり、そのために低張性多尿となる。
- 抗利尿ホルモン分泌は抑制されるが、それによる腎希釈機能を超えて飲水した場合には、血液は希釈され、低浸透圧血症、低Na血症を認め、重症例は水中毒となる。

👉 心房性ナトリウム利尿ペプチド（atrial natriuretic peptide；ANP）

- アミノ酸28個からなるペプチドホルモンで、主に心房（心室や中枢神経系でも）から分泌される。
- c-GMPを介して、尿細管に作用してNaの再吸収を抑制することでNa利尿による尿量増加、血管拡張作用やアルドステロン分泌抑制作用を有する。
- 心房内圧の上昇による心房拡張や不整脈などで分泌が亢進する。

③カリウム
- 糸球体で濾過されたKは、近位尿細管でほとんどが再吸収され、遠位尿細管・皮質集合管でアルドステロン依存性に排泄される。
- 血清K濃度は、正常では主に糸球体における濾過と皮質集合管における再吸収に依存している。
- 糸球体濾過値（glomerular filtrration rate；GFR）が著明に低下すると尿中へのK排泄が低下して高K血症となり、アルドステロン作用が増強すると尿中へのK排泄が増加して低K血症となる。

disc 1
01：38：14

MEMO

原発性アルドステロン症

- 腺腫などにより、副腎皮質のアルドステロン産生が過剰となることで、遠位尿細管・皮質集合管でのNa再吸収が亢進して高血圧となり、Kや水素イオンの尿中への排泄が亢進して低K血症、代謝性アルカローシスとなる。

④カルシウム・リン酸

- アルブミンは糸球体で濾過されないので、血清Caの中でアルブミンと結合していないイオン化Caのみが糸球体で濾過される。
- 無機リンはほとんど蛋白と結合していないので、自由に糸球体で濾過される。
- 糸球体で濾過されたCa・リンは、近位尿細管で再吸収される。
- 副甲状腺ホルモン（parathyroid hormone；PTH）によりCaの再吸収は増加し、リンの再吸収は低下（＝％尿細管リン再吸収率TRPは低下）する。

⑤重炭酸イオン

- 糸球体で濾過されたHCO_3^-は、近位尿細管で再吸収されるが、PTHによりその再吸収は抑制される。

原発性副甲状腺機能亢進症

- 副甲状腺の腺腫などで副甲状腺ホルモンの過剰分泌をきたす原発性副甲状腺機能亢進症では、近位尿細管でのHCO_3^-の分泌が低下して、代謝性アシドーシスとなる。

MEMO

血液の一部をサンプリングして
それを測定しているにすぎません。
われわれが測れるのは濃度（相対量）であって、
絶対量ではないことに注意してください。

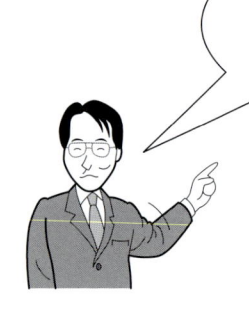

MEMO

II 病 態

1. 水

（1）総 論
①概 念
- 体内の水が欠乏した状態が脱水であり、過剰になった状態が溢水である。
- 水の過剰や欠乏は、Naを伴った欠乏・過剰なのか、Naを伴わない欠乏・過剰なのかにより大きく異なってくる。

②水代謝異常の分類（図14）

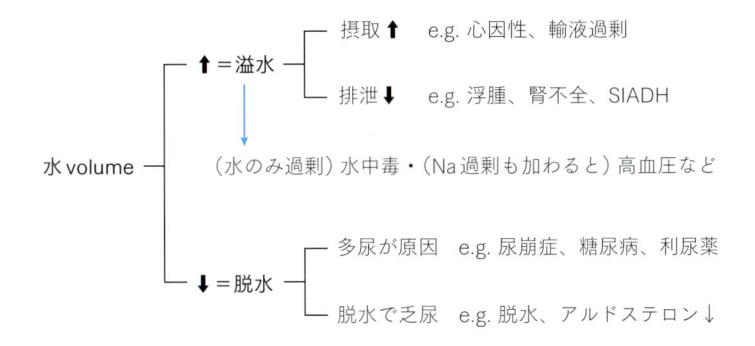

```
                    ┌─ 摂取↑    e.g. 心因性、輸液過剰
            ┌─ ↑＝溢水 ─┤
            │       └─ 排泄↓    e.g. 浮腫、腎不全、SIADH
水 volume ─┤       （水のみ過剰）水中毒・（Na過剰も加わると）高血圧など
            │       ┌─ 多尿が原因  e.g. 尿崩症、糖尿病、利尿薬
            └─ ↓＝脱水 ─┤
                    └─ 脱水で乏尿  e.g. 脱水、アルドステロン↓
```

図14　水代謝異常

MEMO

(2) 脱　水

①概　念

- 体内の水分が欠乏した状態。
- 水分欠乏のみならずNaの欠乏の程度が重要。

②分　類

- 血清Na濃度により、低張性、等張性、高張性に分けられる。
- 血清Na濃度が130mEq/l以下が低張性脱水、150mEq/l以上が高張性脱水、その間を等張性脱水と呼ぶ。

ⅰ）高張性脱水

- 高張性脱水であっても、Naが増加しているのではなく、水の欠乏に比べてNaの欠乏の程度が少ないために、血清濃度が相対的に上昇しているだけである。
- 原因としては、下痢や嘔吐などの消化液の喪失、熱射病・発汗過多、糖尿病の高浸透圧性昏睡などがある。
- 多くはNaが欠乏していることに変わりはないので、治療としてNaの補充も必要となる。ただし、相対的に水の欠乏が強いので、低張液を補液することも多い。

ⅱ）等張性脱水

- 同様に、等張性脱水は水の欠乏とNaの欠乏が同程度であることにより生じるものである。
- 治療としての補液は、等張液が適切である。

ⅲ）低張性脱水

- 低張性脱水の多くは、体液喪失に加えて不適切な輸液により発症することが多い。

MEMO

脱水の分類（表5）

表5　脱水症の分類とその所見

		高張性脱水	等張性脱水	低張性脱水
血清Na（mEq/L）		150以上	130〜150	130以下
細胞外液量		↓	↓↓↓	↓↓↓
細胞内液量		↓↓↓	正常	↑
臨床症状	皮膚色	蒼白	蒼白	蒼白
	皮膚ツルゴール	正常〜低下	低下	著明に低下
	皮膚温	不定	冷たい	冷たい
	粘膜	高度な乾燥	乾燥	湿潤
	神経症状	不安・興奮・反射	傾眠・反射減弱	昏睡・反射減弱
	血圧	亢進	中等度低下	著明に低下
	脈拍	軽度低下	頻脈	頻脈
	末梢循環不全	軽度頻脈±	＋	＋
検査所見	血清Cl（mEq/L）	110以上	110以下	110以下
	BUN・血漿蛋白	↑	〜	↓
	Ht、Hb	↑	↑↑↑	↑↑↑

※治療→原疾患の治療と輸液

③症状（表6）
- 口渇
- 皮膚粘膜の乾燥→皮膚緊張の低下（ツルゴールの低下）
- 頻脈、血圧低下、脈拍微弱
- 意識障害
- 乳児では大泉門陥凹

MEMO

表6　低張性脱水症と高張性脱水症の鑑別の要点

鑑別点	低張性脱水症	高張性脱水症
栄養状態	栄養状態の悪い乳児に多い。	栄養状態の良好な乳児に多い。
下痢持続期間	長い（緩慢型下痢）。	急激な下痢（5日以内）、大量水様下痢。
脱水徴候	皮膚・粘膜・舌の乾燥はそれほど著明でない。ツルゴール低下、大泉門・眼窩陥没。	皮膚・粘膜・舌の乾燥著明。ツルゴールは保たれる。
循環症状	脈性不良、チアノーゼ、四肢冷たい。	脈性良好、末梢循環は比較的保たれる。
神経症状	深部反射減弱、嗜眠に傾く、重症の場合はけいれん。	深部反射亢進、病的反射出現、不穏・興奮が著しい。けいれん多い。

④重症度分類
- 脱水の重症度は、体重減少の程度により分類される。

　軽　症：体重の5％以下の減少
　中等症：体重の10％の減少
　重　症：体重の15％以上の減少

⑤治　療
- 電解質輸液

初期輸液と維持輸液
- 利尿がつくまではカリウムを含まない初期輸液
- 利尿がついた場合には維持輸液

disc 2
00：18：44

（3）浮　腫
①概　念
- 血管外の細胞外液（組織間液、間質液）が異常に蓄積したもの。
- 胸水や腹水を伴った重篤な浮腫はanasarcaと呼ばれる。

MEMO

②原　因

全身浮腫の原因

心性浮腫：循環血液量過剰

肝性浮腫：低蛋白血症

腎性浮腫：循環血液量過剰、低蛋白血症

③病　態（図15）

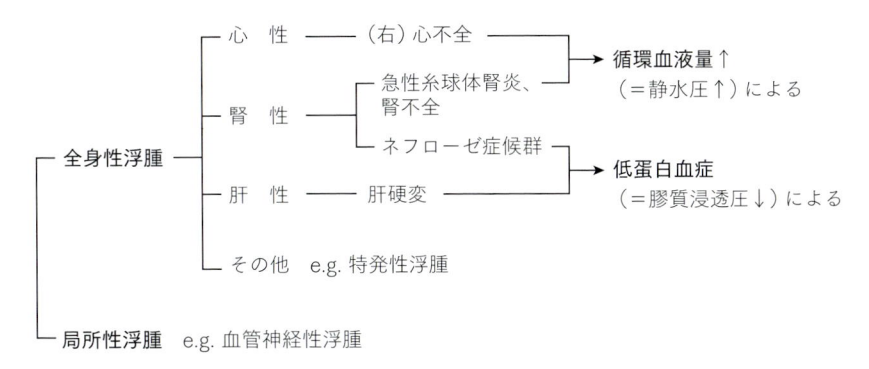

```
                    ┌ 心　性 ──(右)心不全 ──────┐ 循環血液量↑
                    │                              │ (＝静水圧↑)による
                    │           ┌ 急性糸球体腎炎、─┤
          ┌ 全身性浮腫┼ 腎　性 ──┤  腎不全          │
          │         │           └ ネフローゼ症候群 ─┐ 低蛋白血症
          │         │ 肝　性 ── 肝硬変 ──────────┘ (＝膠質浸透圧↓)による
          │         └ その他　e.g. 特発性浮腫
          └ 局所性浮腫　e.g. 血管神経性浮腫
```

図15　浮腫の病態

④特　徴

- 心原性浮腫は下腿前脛骨部に圧痕を伴った浮腫（pitting edema）
- 腎性浮腫は眼窩周囲
- 肝性浮腫は腹水を合併することが多い。

cf. 圧痕を伴わない浮腫（non-pitting edema）

- 粘液水腫（甲状腺機能低下症）や、リンパ浮腫、乳癌の術後などに認められる。

MEMO

⑤治　療
- 原疾患の治療
- 細胞外液量減少→塩分・水分制限、利尿薬
- 肝硬変ではアルブミン補充

（4）水中毒

①概　念
- 細胞外液中の自由水が過剰となったもの。
- Na欠乏を伴わない低Na血症による症状を認める。

②原　因
- SIADH
- 心因性多飲症
- 不適切輸液
- 薬　物

③症　状
- 悪心・嘔吐
- 意識障害

④治　療
- 水分制限

☞ 淡水溺水
- 淡水が肺胞に入り肺水腫となり、血管に流入すると循環血液量が増加すると共に希釈されて血漿浸透圧が低下し、また、赤血球に水が入り溶血する。
- 血清Na濃度は水の流入により希釈され低下する。
- 血清K濃度は溶血により上昇する。

MEMO

2．電解質

- 採血して測定される血清電解質濃度は、あくまでも細胞外液のサンプルを一部とってきて、それを測定しているにすぎないので、濃度は分かるが絶対量は測定できないことに注意する。

(1) ナトリウム

①分　布
- Naは多くが細胞外液中の陽イオンとして存在している。

②調　節
- 腎臓の遠位尿細管におけるアルドステロン作用でNaの絶対量の調節が行われており、髄質集合管におけるバソプレシン（ADH）の作用による水の再吸収の調節で細胞外液Naの相対量の調節が行われている。
- さらに、Na摂取によりNaの絶対量の調節が、飲水によりNaの相対量の調節が行われている。

③高Na血症（表7）
- 高Na血症はNa過剰によることは少なく、代償機能を超えた水の喪失によるものか、Naの喪失を伴ってもそれを超えた水の喪失によるものであることが多い。
- 浸透圧利尿、尿崩症や下痢・嘔吐・熱中症などが原因となる。
- 高Na血症の症状としては、意識障害がある。
- 治療としては、多くはNaの低張液輸液が行われるが、急激な高Na血症の改善は、脳浮腫の原因として意識障害を増悪させることがあるので注意を要する。

MEMO

表7　高Na血症の分類

Naと水	総Na	病　態	尿Na	治　療
Na喪失＜水喪失	低　下	腎からの水・Na喪失 　e.g. マンニトール・高血糖 腎以外からの水・Na喪失 　e.g. 下痢・発汗	20mEq/L以上 10mEq/L以下	低張Na液
水喪失	正　常	腎からの水喪失 　e.g. 尿崩症 水摂取の低下 　e.g. 口渇低下	不　定	糖　液 低張Na液
Na過剰	増　加	Na排泄の減少 　e.g. 原発性アルドステロン症 Na過剰投与 　e.g. 高張NaHCO$_3$液投与	20mEq/L以上	利尿薬 血液透析

④低Na血症
- 低Na血症はNa欠乏による場合と、水の過剰による場合があるが、そのほかに水の欠乏よりもNa欠乏のほうが強い場合にも生じる。
- 水もNaも過剰にあるが、Na過剰よりも水の過剰のほうが強いのは、浮腫などによる循環血液量減少に対してアルドステロンが増加して等張性に再吸収が増加すると共に、バソプレシンが増加して細胞外液を希釈する場合に生じる。
- Na欠乏の多くは水分摂取減少よりも低アルドステロン症によるもの（e.g. Sheehan症候群、Addison病）が多く、水の過剰は心因性多飲症・薬剤誘発性多飲症のほか、SIADHによるものが多い。
- そのほかに浮腫性疾患では、肝硬変、ネフローゼ症候群、心不全などがある。

☞ 橋中心髄鞘壊死
- 低Na血症を高張液輸液（e.g. 3％NaCl）で急激に改善した場合に、脳幹部の髄鞘が壊死を生じるもの。

disc 2
00：33：31

disc 2
00：41：07

MEMO

(2) カリウム

①分　布（図16）
- Kの体内分布は、細胞内液に存在するものが90％を占め、最も多い。
- これは主に細胞膜に存在するATP依存性Na^+-K^-ポンプにより、細胞外液から細胞内液に取り込まれるためである。

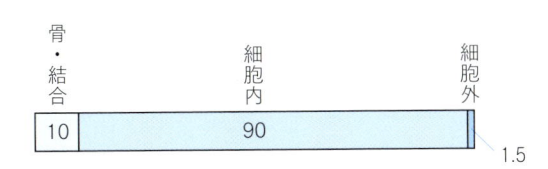

骨・結合	細胞内	細胞外
10	90	1.5

図16　Kの体内分布（％）

②調　節

ⅰ）摂取量
- Kは細胞内液に多く含まれるので、果物（バナナなど）や野菜、ジュースなどに多く含まれる。

ⅱ）尿中排泄
- 腎臓からのK排泄は、まず糸球体で濾過されることから始まり、近位尿細管でほとんどが再吸収され、遠位尿細管でアルドステロン依存性に尿中に排泄される。
- 糸球体濾過値（GFR）が低下するとKの尿中への排泄が低下するので、尿毒症では高K血症となる。
- アルドステロンは遠位尿細管などからKや水素イオンを排泄するので、体内K濃度を調節している。
- Kの摂取量は変化するが、アルドステロンの作用で尿中K排泄が調節されている。

ⅲ）細胞内外での移動
- 細胞外液中の水素イオンが増加（血液pHが低下）すると、水素イオンが細胞外液から細胞内液に入って血液pHの変化を緩衝しようとする。そのときに代わりにK^+が細胞内液から細胞外液に出る。そのために、一般に酸血症のときには高K血症を認めることが多い。

MEMO

- 脂肪細胞や筋肉細胞では、インスリン依存性にブドウ糖を取り込むが、そのときにK^+も細胞外から細胞内に取り込む。
- 細胞内液にはK^+が多く含まれ、細胞外液のK^+の濃度は細胞内液よりも低いので、悪性腫瘍に対する抗癌剤投与などで短時間に大量の細胞が破壊された場合には、腎臓におけるK処理能力を超えることがあるので、高K血症となることがある。

③高K血症

disc 2
00:49:27

- 原因としては表8のようなものがある。
- 症状では、重篤な不整脈の誘発(心室細動で突然死)がある。
- 診断：血清濃度測定
  　　　心電図(テントT、QRS幅拡大)

表8　高K血症の原因

偽性高K血症	溶血、採血後の検体処理の不手際、血小板増加症、白血球増加症
K投与によるもの	薬物、輸液
生体内でのK放出の亢進	溶血、消化管などの出血、筋肉壊死、外傷
細胞内から外への移行亢進あるいは細胞内への移行障害	アシドーシス、インスリン欠乏、高浸透圧血症、高K血症性周期性四肢麻痺、薬物(β受容体遮断薬やサクシニルコリンなど)
K排泄障害	腎不全、鉱質コルチコイド欠乏(Addison病、21-水酸化酵素欠損症、選択的低アルドステロン症)、鉱質コルチコイドに対する反応性低下(間質性腎炎、閉塞性腎症、偽性低アルドステロン症)、薬物(スピロノラクトン、トリアムテレンなど)

MEMO

- 治療としては次のようなものがある(表9)。

表9 高K血症の治療

作用機序		方　　法	作用発現	作用持続
細胞膜活動電位への作用	カルシウム	10％グルコン酸Ca10～20mLを3～10分以上で静注(ジギタリス使用患者は中毒に注意する)	数分以内	短　い
細胞内へのK移動	グルコース インスリン	非糖尿病：50％グルコースを40mL静注 　　　　　内因性インスリンが分泌 糖尿病：高血糖時はインスリンのみ10単位静注	1時間以内	数時間
	グルコース、インスリン	20％グルコース200mL＋レギュラーインスリン10単位 (容量負荷に注意する)		
	NaHCO₃ Na	7％溶液60mL静注(Na負荷に注意する) 高張性Na輸液(Na負荷可能な例に限る)		
体外への除去	利尿薬	フロセミド20～100mg静注	数時間	1g当たり1mEqのKを交換
	イオン交換樹脂	ポリスチレンスルホン酸Na、ポリスチレンスルホン酸Ca	1時間以内	
	透析療法	HD、HDF、CHDF	(準備できていれば)数十分以内	

- 高K血症の処置(血清K＜6mEq/lを目標に)
  - 血グルコン酸Ca静注
  - グルコース・インスリン静注
  - 重曹静注
  - 陽イオン交換樹脂(経口・注腸)
  - 血液透析

MEMO

④低K血症

　ⅰ）原　因
- K摂取減少：大酒家、神経性食思不振症
- 体外への喪失：尿中への排泄促進（Fanconi症候群、アルドステロンやコルチゾールの過剰、グリチルリチン）、下痢・嘔吐
- 細胞内への移動：アルカローシス、インスリン

　ⅱ）症　状
- 尿濃縮力低下による等張性多尿
- 筋力低下→重篤では周期性四肢麻痺、筋破壊
- 腸管運動低下→麻痺性イレウス
- 不整脈

　ⅲ）診　断
- 血清K濃度測定
- 心電図：T波の平低化・U波の出現

　ⅳ）治　療
- 原疾患の治療
- 緩徐にK輸液→Kの静注one shotは**禁忌** ✖
- スピロノラクトン投与

disc 2
00：52：13

MEMO

(3) クロール

①分 布
- Clはほとんどがイオンとして細胞外液中に存在し、Cl^-は細胞外液で最も多い陰イオンである。

②調 節
ⅰ) Naイオン
- 細胞外液Cl^-はNa^+の陰イオンとして存在しているので、一般に高Na血症のときには高Cl血症となる。

ⅱ) 重炭酸イオン(HCO_3^-)
- Cl^-とHCO_3^-が細胞外液の主な陰イオンであるので、代謝性アシドーシスでHCO_3^-が減少した場合には、その総計が変化しないためには、(他の陰イオンが増加しないとすると)Cl^-が増加することになる。この場合にはアニオンギャップが正常な代謝性アシドーシスとなる。

③低Cl血症
- 低Na血症に伴うもの
- 代謝性アルカローシス
- 無胆汁性嘔吐反復による胃酸喪失：肥厚性幽門狭窄症

④高Cl血症
- 高Na血症に伴うもの：高張性脱水
- アニオンギャップが正常な代謝性アシドーシス：尿細管性アシドーシス、下痢

MEMO

（4）カルシウム

①分　布（図17a、17b）

- Caは体内に約1kg存在し、その99％は骨格にあるが、残りのCaは体液中に存在し、細胞内液中よりも細胞外液中のほうがはるかに高濃度なので、Caイオンチャンネルなどによって情報伝達を行い、神経細胞や筋細胞などの興奮性膜の機能維持および血液凝固などの生体の種々な生理現象に深く関与している。
- 血中Ca濃度はほぼ10 mg/dl（8.5〜10.5 mg/dl）と狭い範囲に維持されているが、生物活性のあるfree Ca^{2+}は約45％で、残りは主としてアルブミンなどの血漿蛋白に結合している（アルブミン1gに対し、Ca 0.7mg）。生体においてfree Ca^{2+}だけが生物活性を有する。

  free Ca^{2+}＋アルブミン ⇄ アルブミン結合Ca

- そこで、血清Ca濃度はアルブミンにより見かけ上変化するため、次の補正式によって血清Ca濃度の異常を判断している。

  補正Ca濃度＝血清Ca濃度＋（4－アルブミン濃度）

- また、イオン化Caは酸塩基平衡の変化によりその濃度が変化する。アルカローシスではアルブミンのnegative chargeが減少して、total Ca濃度は不変だがfree Ca^{2+}濃度が減少するためテタニー症状を呈する（e.g. 過呼吸症候群や急激なアシドーシスの改善時）。

MEMO

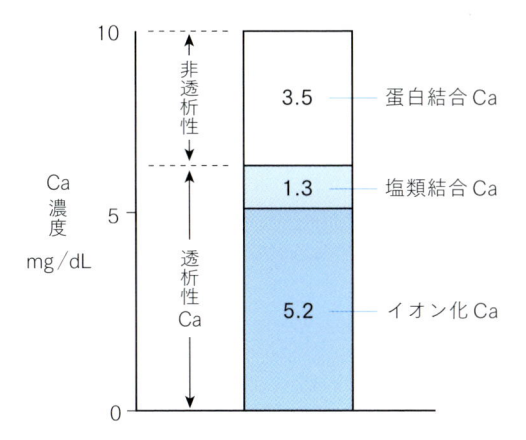

図17a　血漿Caの分布

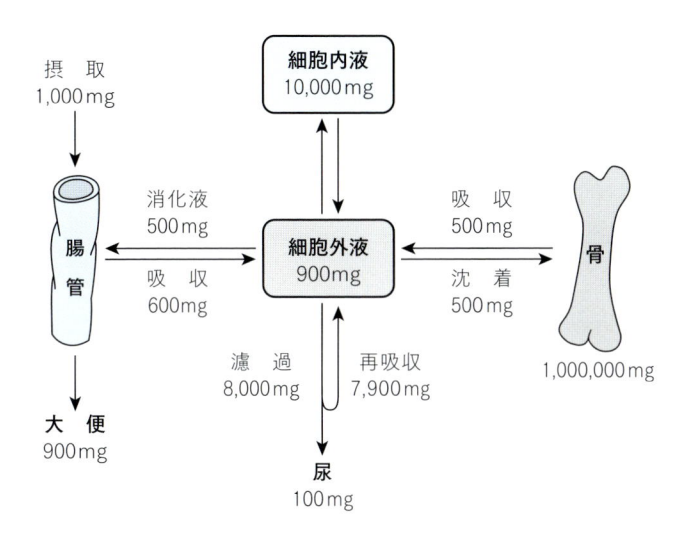

図17b　Caの分布

②調　節（図18a、18b）
- 生物活性のある free Ca^{2+} を一定に維持するために、骨を大きな体内での reserver としてリンとの調節をとりながら、消化管からの吸収と腎からの排泄を PTH、カルシトニン（calcitonin）、ビタミン D などがコントロールしている。
- 血清 Ca 調節で重要なのは腸管からの Ca の吸収（活性型ビタミン D により促進される）や骨からの脱灰（PTH により促進される）であり、また、アルブミン濃度と酸塩基平衡によるアルブミン結合 Ca と free Ca^{2+}（生物活性あり）とのバランスである。
- 健康成人では、1日 600 mg の Ca を摂取し、約 150 mg が空腸から吸収されている。この腸管からの Ca の吸収はビタミン D の作用によりコントロールされている。
- また、食後には甲状腺傍濾胞細胞からのカルシトニンが増加し、骨の形成を促進する。
- 血液中の free Ca^{2+} とリン酸イオンとのイオン積によって一定の pH のもとで骨形成が調節されているため、1日に 500 mg の Ca が骨に沈着し、逆に同量の Ca が PTH の骨脱灰作用で骨から動員され、平衡状態を保っている。
- 腎では、free Ca^{2+} のみが糸球体を濾過でき、その尿中への排泄は、糸球体での free Ca^{2+} の濾過量と、PTH による近位尿細管における free Ca^{2+} の再吸収促進作用とで決定されている。

MEMO

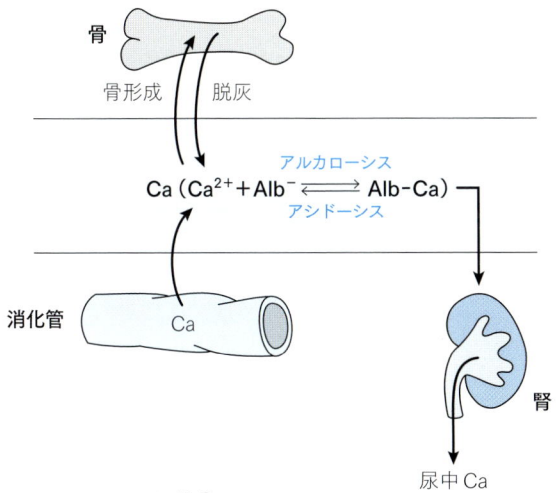

図18a　Caの調節①

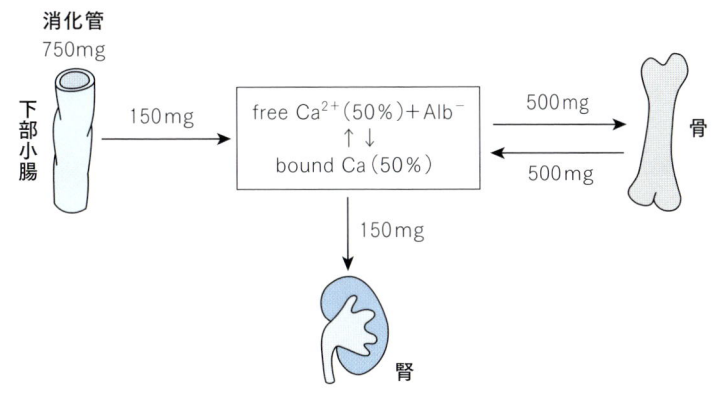

図18b　Caの調節②
骨は体内総Caの99％を含み、CaとPよりなるアパタイト（骨塩）とコラーゲンよりなる基質とから成り立っている。

MEMO

👉 カルシウム調節ホルモン

- 副甲状腺ホルモン（PTH）：骨からの脱灰を促進して血清 Ca 濃度上昇、ビタミン D 活性化促進
- ビタミン D：消化管からの Ca 吸収促進して血清 Ca 濃度上昇
- 傍濾胞ホルモン（カルシトニン）：骨からの脱灰を抑制

③高 Ca 血症

ⅰ）原　因（表 10）

- 調節因子の異常によるもの：PTH の過剰によるものやビタミン D 過剰によるもの
- その他、悪性腫瘍の骨転移による骨破壊や、サイアザイド投与による尿中への Ca 排泄低下によるものなどがある。

表 10　高 Ca 血症の原因疾患

1．PTH または PTH 関連蛋白の過剰	1）原発性副甲状腺機能亢進症 2）悪性腫瘍：humoral hypercalcemia of malignancy
2．ビタミン D の過剰	1）ビタミン D 中毒症 2）1,25(OH)$_2$D 産生慢性肉芽腫症（サルコイドーシスなど）
3．その他	1）骨吸収亢進 　悪性腫瘍：local osteolytic hypercalcemia 　甲状腺機能亢進症 2）腎尿細管 Ca 再吸収の亢進 　家族性低 Ca 尿性高 Ca 血症 　サイアザイド系利尿薬

ⅱ）症　状

- 悪心・嘔吐、便秘、消化性潰瘍、膵炎
- 腎障害：（急性では）急性腎不全、（慢性では）尿濃縮障害で等張性多尿
- 異所性石灰化：帯状角膜炎、血管壁の石灰化
- 筋緊張・筋力低下、抑うつ、全身倦怠感、意識障害

MEMO

ⅲ）治　療：まず、細胞外液中のCaを薄くして尿中に排泄させる
- 生理食塩水点滴静注（1～2 l/時）
- ループ利尿薬（cf. サイアザイドは高Ca血症を生じるので**禁忌✖**）
- ビスホスホネート
- カルシトニン
- ステロイド
- リン

④低Ca血症

ⅰ）原　因（表11）
- 副甲状腺ホルモン低下：特発性副甲状腺機能低下症、偽性副甲状腺機能低下症
- ビタミンD活性の低下：腎不全、紫外線照射不足、脂溶性ビタミン欠乏
- 尿中Ca喪失増加：Fanconi症候群
- 低アルブミン血症：ネフローゼ症候群など

表11　低Ca血症の原因疾患

1．副甲状腺機能低下症	1）PTH分泌の低下に基づくもの 　　特発性副甲状腺機能低下症 　　続発性副甲状腺機能低下症 2）PTH不応性に基づくもの 　　偽性副甲状腺機能低下症Ⅰa型、Ⅰb型、Ⅰc型、Ⅱ型 　　偽性特発性副甲状腺機能低下症
2．慢性腎不全	
3．ビタミンDの低下	1）ビタミンD欠乏症 2）ビタミンD依存症Ⅰ型 3）ビタミンD依存症Ⅱ型
4．腎からのCa喪失	1）腎尿細管障害 2）特発性腎性高Ca尿症 3）薬剤性（シスプラチンなど）
5．その他	1）hungry bone症候群など

disc 2
01：03：29

MEMO

ⅱ）症　状
- テタニー（末梢興奮性膜の閾値低下）：口唇や指先のしびれ感、助産婦の手位、Trousseau 徴候・Chvostek 徴候

ⅲ）診　断
- 血清 Ca 測定
- 血清アルブミン測定→補正 Ca 濃度
- 心電図：QT 延長

ⅳ）治　療
- Ca 補充
- 活性型ビタミン D 補充

（5）リ　ン

① 分　布（図 19）
- リンの大部分はリン酸 Ca として骨に含まれており、体液中では細胞外液より細胞内液に多く含まれている。
- リン酸は細胞内液中で最も多い陰イオンである。

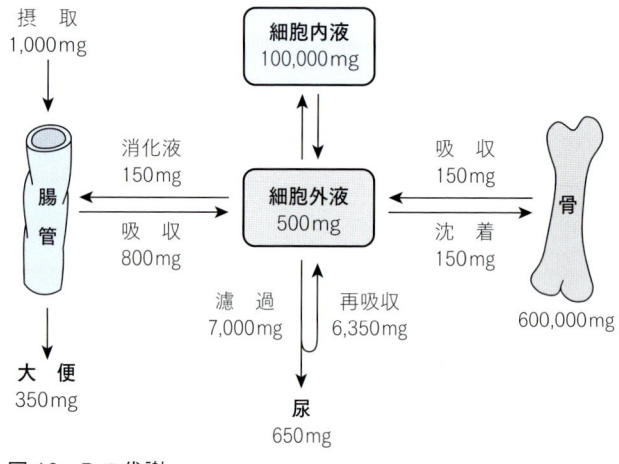

図 19　P の代謝

MEMO

②調　節
- 血清リンの調節で最も大切なのは、リンの摂取量よりも、副甲状腺ホルモン（PTH）の腎における作用である。
- PTHは腎において、近位尿細管でのリン（およびHCO_3^-）の再吸収を抑制し、尿中へのリン排泄を増加させることによって、血清リンを低下させる。
- 腎不全でGFRが低下している場合には、PTHの値に関係なく血清リンが上昇してくる。
- ビタミンDは消化管からのリン吸収を促進して血清リン濃度を上昇させるが、腎機能が正常であれば、血清リンの濃度に主に影響を与えるのはPTHとGFRである。

(6) 重炭酸イオン
- HCO_3^-は水素イオンと結合して炭酸となることで、生体内で最も大きい緩衝作用を有する。

①分　布
- HCO_3^-は細胞内外の両方に分布している。

②調　節
- 細胞外液中のHCO_3^-は、糸球体で濾過された後、近位尿細管で再吸収されるが、再吸収されなかったものは尿中に排泄される。
- また、水素イオンと結合したHCO_3^-は炭酸となり、さらに二酸化炭素と水に分かれ、二酸化炭素は呼気中に排泄される。

☞ アニオンギャップ（図20）
- anion gap $(A^-) = Na^+ - (Cl^- + HCO_3^-)$
  基準値：$8 \sim 16 \, mEq/l$
- $A^- = HPO_4^{2-}$、SO_4^{2-}、その他の有機物、クレアチニン、蛋白

MEMO

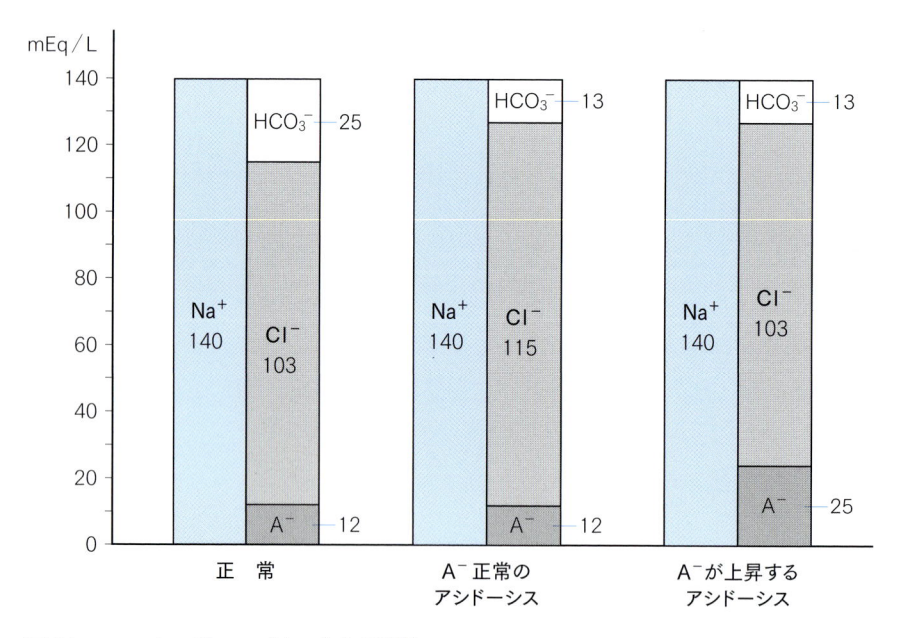

図20 アニオンギャップ（A⁻）と代謝性アシドーシス

☞ **アニオンギャップ上昇の代謝性アシドーシス→血清Cl正常**
- 乳酸アシドーシス
- 糖尿病性ケトアシドーシス
- 尿毒症
- （サリチル酸などの）有機酸中毒

☞ **アニオンギャップ正常の代謝性アシドーシス→血清Cl上昇**
- 尿細管性アシドーシス（RTA）
- 下痢

MEMO

(7) マグネシウム

①分布・調節
- 基準値：$1.4 \sim 2.4\,mg/dl$。
- 体内含量合計2g→細胞内液に多く含まれる。
- 1日200mg摂取し、30～50％が小腸で吸収、同量が尿中へ排泄される。
- 糸球体で濾過されたMgの30％が近位尿細管で再吸収され、Henle上行脚で20％程度が再吸収され、合計50％が再吸収される。

②低Mg血症

ⅰ）原　因
- 慢性アルコール多飲
- 尿細管障害：シスプラチン投与
- 低K血症：原発性アルドステロン症、Bartter症候群、ループ利尿薬

ⅱ）症　状：Mg低下→PTH分泌低下、PTHへの感受性低下
- 低Mg血症性低Ca血症→テタニー、けいれん

ⅲ）診　断
- 血清Mg濃度測定

ⅳ）治　療
- 硫酸Mg筋注

③高Mg血症

ⅰ）原　因
- Mg負荷→子癇に対する硫酸Mg静注
- 腎不全で抗潰瘍薬のマーロックス投与

ⅱ）症　状
- 深部腱反射低下（アキレス腱反射）低下

☞ Gitelman症候群では尿中Mg排泄が増加する。

MEMO

ここまでの講義で輸液を正しくオーダーするための基礎知識が理解できたと思います。

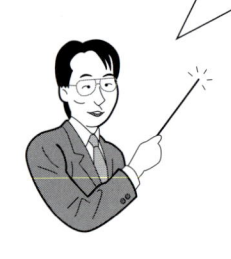

MEMO

III　輸　液

1．輸液の考え方

- 脱水や電解質異常がある場合に、経口的に補液するのが不可能もしくは不十分のときが、輸液の前提となる。

(1) 脱水の程度の確認→輸液量、輸液速度を決定する。
- 軽症（5％）
- 中症（10％）
- 重症（15％）

(2) 輸液内容について
- 原則として、等張液を用いる。

①電解質は不足しているか？
- 何かを失ったかを考えて、電解質が不足しているなら、不足した電解質液を補充する。電解質が不足していない場合は、等張性の5％グルコースなどを用いる。
- そのとき、
  低張性脱水→3％NaCl
  等張性脱水→0.9％NaCl（生食）
  高張性脱水→0.45％NaCl（1/2生食）
  などを用いる。

MEMO

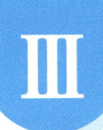

cf. Naの補充を急速に行きすぎると、
- 高張性脱水→脳浮腫
- 低張性脱水→橋中心髄鞘壊死（CPM）

②利尿はついているか？
- 脱水で（pre-renal）ARFとなっているときには、Kを含まない初期補液を行い、Kは利尿がついてから維持輸液（K濃度20〜35 mEq/l）として補充する。

👉 利　尿

- 成人の尿量の基準値が20〜100 ml/時間なので、利尿がつくとは1 ml/kg/時間以上の尿量がある場合のことである。
- 最初から利尿がついている場合には、あえて初期補液から開始する必要はない。
- 初期輸液では、乳酸イオンを含むソリタ-T1や、乳酸イオンを含まないKN補液1Aなどがある。
- 維持輸液では低張性のソリタ-T3、KN補液3B、高張性のソリタ-T3G、フィジオゾール3号、KN補液MG3号などがある。

③酸塩基平衡は？
- アシドーシスの補正には、重曹（重炭酸ナトリウム）や乳酸イオン、酢酸イオンを含んだものが適応となる。
  e.g. Kを含まないもの→重曹
  　　 Kを含み細胞外液類似のもの→乳酸リンゲル
- 一般にはアルカローシスの補正は行わない。

cf. K^+とH^+
- K^+は、H^+と並行するものが多いので、肥厚性幽門狭窄症などでは、代謝性のアルカローシスの改善にK^+を補充することも多い。

disc 2
01:24:41

disc 2
01:27:00

MEMO

2．輸液製剤

(1) 末梢輸液

①5％グルコース
- 電解質は含まない。
- 等張液であるが、ブドウ糖は体内で代謝されて二酸化炭素と水になるので、実質は水を投与するのと同じことになる（純水は溶血するので点滴できない）。
- Naを含まないので塩類負荷がなく、左心不全・肺水腫・浮腫などにおける血管確保や静注用薬剤のcarrier fluidとして用いうる。
- 熱量としては100 kcal/500 mlであるが、ブドウ糖濃度としては5,000 mg/dlと高濃度である。ブドウ糖処理能力は0.5 g/kg/時間（新生児では1 g/kg/時間）なので、これ以上の負荷をかけないように輸液速度を調節する。
- 適応：喘息

②生食 (0.9％ NaCl)
- 等張液で、Na 154 mEq/lで血漿の陽イオンの総計と等しく、Cl 154 mEq/lで血漿の陰イオンの総計と等しい。
- K^+やCa^{2+}などの他のイオンは含まれない。
- 酸やアルカリを含まないが、Cl^-の負荷が大きく、HCO_3^-の減少による代謝性アシドーシスを生じることがある。
- 適応：電解質補液、糖尿病性ケトアシドーシス (DKA)、静注用薬剤のcarrier fluid

③初期輸液：ソリタ-T1など
- Na 90 mEq/l、Cl 70 mEq/l、乳酸 20 mEq/l、残りはブドウ糖
- 初期輸液製剤、K^+含まず、高張性脱水に用いられる。
- 適応：冬期乳児白色便下痢症

MEMO

④乳酸リンゲル液：ソリタ、ラクテック、ハルトマン
- Na 130 mEq/l、Cl 100 mEq/l、乳酸イオン 27 mEq/l
- 電解質として、Na^+のほかにK^+なども一部含み、かつ、代謝性アシドーシスの改善のための乳酸イオンを含んだもの。
- 適応：手術時の出血や出血性ショック、火傷など、末梢循環不全に対する緊急の細胞外液の補充

cf. 酢酸リンゲル
- 代謝性のアルカリを補充するためには、弱酸のナトリウム塩を含ませることにより弱酸の陰イオンを輸液に含ませればよいが、これには乳酸イオンのほかに酢酸イオンが用いられることもあり、その場合には酢酸リンゲルとして用いられる。

⑤血漿増量剤・代用血漿
ⅰ）アルブミン製剤
ⅱ）低分子デキストラン
ⅲ）ヒドロキシエチル澱粉（HES）
ⅳ）修正ゼラチン

⑥その他
ⅰ）リンゲル液
- 細胞外液と等しい電解質組成
- 成分：Na 146 mEq/l、K 4 mEq/l、Ca 5 mEq/l、Cl 154 mEq/l

ⅱ）糖尿病患者の静脈確保
- 以前は五炭糖のキシリトールや六炭糖のソルビトールなどは血糖値を上げないので糖尿病患者によく用いられたが、一部は熱量として代謝されることが分かった。
- 現在はインスリンをうまく使いながらブドウ糖液を補充することが行われている。

MEMO

(2) 高カロリー液・中心静脈栄養液（避腸栄養）

①原　理
- 5％ブドウ糖で1日必要カロリー1,200kcalを投与しようとすると、300gのブドウ糖が必要なので、6,000mlが必要となり、水が過剰に負荷される。
- そこで、20％ブドウ糖を用いれば1,500ml、50％ブドウ糖を用いれば600mlでよいことになる。
- しかし、ブドウ糖濃度の高い輸液（ブドウ糖濃度20％以上）は、末梢静脈から輸液すると静脈炎の原因となる。そこで、血流量が多く、速い流速であれば希釈されることを利用して、上大静脈や下大静脈などの中心静脈に投与することで血管炎を避けることができる。

②内　容
- 熱量の補充のためには主にブドウ糖が用いられる。
- 輸液には必須アミノ酸やビタミンを補充する必要がある。カロリーを多く補充するときや必須脂肪酸を補充するときには脂肪輸液製剤（イントラリピッド、イントラファットなど）を併用することがある。
- また、長期に高カロリー輸液を行うと、亜鉛やマンガンなどの微量元素が欠乏することがあるので、その補充も必要となる。
- 高カロリー輸液製剤：ハイカリック、トリパレン、ピーエヌツインなど

disc 2
01：35：15

MEMO

3．輸液量・輸液速度

- 喪失水分や喪失電解質を補充する。

（1）総輸液量
- 多くの場合に、総輸液量は維持輸液量と喪失水分量で決定されるが、
  総輸液量＝維持輸液量＋水分喪失量×安全係数（1/4～1/3）
  である。
- 維持輸液量は、成人では1～2ml/kg/時間、小児では3ml/kg/時間程度である。
- 水分喪失量は体重の減少量（平常体重－現在体重）で判断される。

（2）輸液速度
- 総輸液量輸／輸液時間により、単位時間当たりの輸液速度が決定される。
- Naを含む輸液では、単位時間当たりの輸液量があまりにも多いと、心臓への負荷が大きくなるので肺水腫の原因となる。
- そのため、単位時間当たりの輸液量は最大でも500～1,000ml/時間程度にしたい。

disc 2
01：38：18

MEMO

4．輸液療法の実際

①（冬期）乳児下痢症
- 初期輸液（ソリタ-T1など）：Na 90 mEq/l、Cl 70 mEq/l、HCO$_3^-$ 20 mEq/l、残りはブドウ糖

②火　傷
- 初期輸液は、Baxterの公式に従った乳酸リンゲル液輸液が行われる。
- 受傷後すぐには血管透過性が亢進しているので、アルブミンなどを投与すると水・Naを伴って血管外に滲出して、さらに循環血液量（血管内細胞外液量）が減少するので適切ではない。
- 受傷後24時間以降には膠質輸液（e.g. アルブミン、血漿）も含めて投与する。

☞ **Baxterの公式**
- 受傷後24時間の初期輸液量は、mlで表すと、
  4×体重（kg）×Ⅱ度以上の熱傷面積（％）
- この半量を受傷後8時間以内に投与し、残りの半量をその後の16時間で投与する。

③熱射病
- 正常では環境温度の上昇が生じると、皮膚血管の拡張による環境への熱喪失や、エクリン汗腺からの発汗により皮膚表面から水の蒸発熱喪失により体温を正常化しようとする。
- 熱射病は、脱水に伴う発汗減少で視床下部の体温調節機能が低下して、体温が異常に上昇したものである。熱射病は環境中の湿度が高く、風がないときに生じることが多い。
- 治療としては中心冷却による全身の冷却、低張液輸液（1/2生食輸液）などである。

MEMO

🫵 熱けいれん

- 高温環境下での運動により、発汗が亢進して水とNaを喪失したときに、水だけを補充した場合にNaの欠乏を生じ、それにより筋肉のけいれんを認めるもの。
- 熱中症ではあるが、熱射病と異なり体温の著明な上昇は認めない。
- 治療としては（NaClを含む）電解質液補充

④（単純性）イレウス

- イレウスでは消化管通過障害により、嘔吐や消化管拡張で消化液が体外に失われることで、循環血液量が減少する。
- イレウスの治療としては、絶飲絶食に加えて、イレウス管（ロングチューブ）による消化管内容物の吸引、末梢循環を改善するための電解質輸液（乳酸リンゲル液）などが行われる。

⑤糖尿病

- 糖尿病性ケトアシドーシスに対しては、速効型インスリン投与と共に生食輸液（500 mℓ/時間）を行う。
- 高浸透圧性昏睡に対しては、速効型インスリン投与と共に1/2生食（0.45％NaCl：500 mℓ/時間）を行う。

⑥肥厚性幽門狭窄症

- 利尿があり、低K血症を合併しているなら、Kを含んだ非アルカリ性の電解質輸液が行われることが多い。

disc 2
01：43：23

MEMO

⑦喘　息
- 喘息では、過敏性による気管支平滑筋の収縮により、呼気性呼吸困難を発作性に生じるものである。
- 発作時には不感蒸泄の増加、呼出筋の運動による発汗増加などで、時間がたつと脱水を認めることがある。それにより喀痰が粘稠性を増し、喀痰排泄が困難となって気道閉塞を増悪させる。
- 喀痰の粘稠性を下げるために、5％グルコース輸液もしくは乳酸リンゲル液輸液が行われることが多い。

MEMO

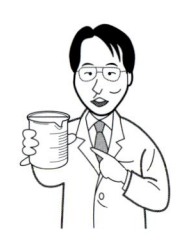

MEMO

Ⅳ 基礎演習

次の症例に対する判断をどう考えますか？

症 例 1
　ネフローゼ症候群で浮腫を認める患者で、血清 Na 130 mEq/l と低 Na 血症であったので、生理食塩水輸液を行った。

disc 2
01：46：00

症 例 2
　肺小細胞癌で SIADH をきたした患者で、血清 Na 130 mEq/l と低 Na 血症であったので、生理食塩水輸液を行った。

disc 2
01：48：06

症例 3

　熱中症で脱水となり、血清 Na 150 mEq/l と高 Na 血症であったので、輸液をせずに Na 制限を行った。

症例 4

　反復性の下痢で、血清 Na 150 mEq/l、血清 K 3.0 mEq/l と高 Na 血症、低 K 血症であったので、輸液をせずに K の静注と Na 制限を行った。

症　例　5
　中枢性尿崩症患者で、多尿を認めたので、水分制限を行った。

症　例　6
　腹水を伴った肝硬変患者で、血清アルブミン濃度が2g/dlと低下していたので、アルブミンの点滴静注を行った。

症例 7

腹水を伴ったネフローゼ症候群患者で、血清アルブミン濃度が 2 g/dl と低下していたので、アルブミンの点滴静注を行った。

Index

[数字]

1/2 生食　57, 58
5％グルコース　53, 59
5％ブドウ糖　55

[欧文]

ADH　23, 24, 33
ANP　24
anasarca　30

Baxter の公式　57

Ca　25
　──の調節　43
　──の分布　41
Cl　39

ECF　7, 10
Eq　2

free Ca^{2+}　40, 42

GFR　24, 35
Gitelman 症候群　49

HCO_3^-　25, 39, 47

ICF　7, 10

K　19, 24, 30, 35, 52

mEq　2, 3
Mg　49
mmol　2
mol　2
mOsm/l　5
Na　5, 16, 27, 33

NaCl　2, 3
Na^+-K^+ ポンプ　7, 11

Posm　6, 23
PTH　25, 47
P　25, 46
　──代謝　46

Starling の法則　13

[あ]

アイソトニック飲料　17
アシドーシス　40, 52
アニオンギャップ　47
アルカローシス　40
アルドステロン　23, 34
　──分泌の調節　23
アルブミン　6, 11, 12, 25, 40
　──結合 Ca　40
圧痕を伴わない浮腫　31

[い]

イオンチャンネル　7
イオン組成　9
イレウス　58
維持輸液　30
　──量　56

[え]

遠位尿細管　22, 24
塩分摂取量　20

[お]

嘔吐　20

[か]

カリウム　24, 35, 52

カルシウム　25
　──調節ホルモン　44
カルシトニン　42, 44, 45
火傷　57
加齢による変化　8
肝性浮腫　31

[き]

橋中心髄鞘壊死　34
近位尿細管　22, 24
気管支喘息　59

[く]

5％グルコース　55
クロール　39

[け]

血漿 pH　35
血漿 Ca の分布　41
血漿浸透圧　6, 23
血清 Ca 濃度　40
下痢　20

[こ]

原発性アルドステロン症　25
原発性副甲状腺機能亢進症　25
高 Ca 血症　44
　──の原因疾患　44
高 Cl 血症　39
高 K 血症　36
　──の原因　36
　──の治療　37
高 Mg 血症　49
高 Na 血症　33
　──の分類　34
高カロリー輸液　55
口渇感度　23
膠質浸透圧　11, 12

65

膠質輸液　57
高張性脱水　28, 51
　　──症　30
抗利尿ホルモン　23, 24

さ
細胞外液　7
　　──のイオン組成　10
細胞内液　7
　　──のイオン組成　10
酢酸リンゲル　54
酸塩基平衡　52

し
糸球体濾過値　24, 35
自由水　4
重炭酸イオン　25, 39, 47
循環血液量　23
初期輸液　30, 53, 57
心因性多飲症　24
心原性浮腫　31
腎性浮腫　31
浸透圧　4, 14
　　──の変化と細胞　15
心房性ナトリウム利尿ペプチド　24

す
水和水　4
静水圧　11

せ
生理食塩水（生食）　53
　　──輸液　58
　　──点滴静注　45
　1/2──　57, 58
喘息　59

そ
ソリタ-T1　53
総輸液量　56

た
代謝水　18
代謝性アシドーシス　39, 48, 54
代謝性アルカローシス　21, 39

脱水　28
　　──の程度　51
　　──の分類　29
淡水溺水　32

ち
中心静脈栄養液　55

つ
ツルゴール　29

て
テタニー　40, 46, 49
低Ca血症　45
　　──の原因疾患　45
低Cl血症　39
低K血症　38
低Mg血症　49
低Na血症　34
低張性脱水　28, 51
低張性輸液　57
電解質液補充　58

と
等張性　17
　　──脱水　28, 51
動的観点　18
糖尿病　54, 58
等量　2

な
ナトリウム　5, 16, 27, 33
内部環境の維持　15

に
乳酸リンゲル液　54, 58
　　──輸液　57, 59
乳児下痢症　57
尿素　16
尿崩症　24

ね
ネフロンにおける尿の生成　22
熱けいれん　58
熱射病　57

は
バソプレシン　33
半透膜　4

ひ
ビスホスホネート　45
ビタミンD　42, 44
肥厚性幽門狭窄症　58
避腸栄養　55

ふ
ブドウ糖　2, 53, 55
　5％──　55
浮腫　30
副甲状腺ホルモン　25, 47

ま
マグネシウム　49
末梢輸液　53

み
ミリモル　2
水の出納　18, 20
水・ナトリウム　22, 23
水代謝異常の分類　27
水中毒　32
水・電解質の調節　21

め
メック　3

も
モル　2

ゆ
輸液　51
　　──製剤　53
　　──速度　56
　　──内容　51

り
リン　25, 46
利尿　52

る
ループ利尿薬　45

MEMO

MEMO

MEMO

著者プロフィール

東田　俊彦（ひがしだ・としひこ）

医師、医学博士。
慶応義塾大学医学部卒業。
東京女子医科大学医学部内科系大学院で臨床・研究に携わる。
細胞間情報理論を応用した研究で、医学博士の称号を得る。
現在、Medical Academy Corporation（MAC）。

新・わかる!!シリーズ
水・電解質【DVDビデオ付】
2008年4月1日　第1版1刷
2010年8月1日　　　2刷

著　　者	東田　俊彦
発行者	稲田　誠二
発行所	株式会社 リブロ・サイエンス
	〒163-8510　東京都新宿区西新宿2-3-3
	KDDIビル アネックス2階
	電話（03）5326-9788
印　　刷	株式会社 ルナテック
表紙デザイン	伊藤　康広（松生庵文庫）

©東田俊彦、2008
ISBN978-4-902496-19-2
Printed in Japan

落丁・乱丁は小社宛にお送り下さい。
送料小社負担にてお取り替えいたします。
価格はカバーに表示してあります。